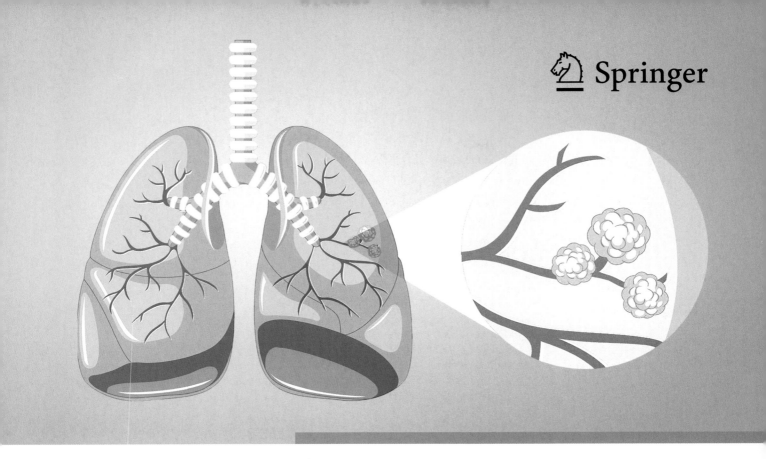

肺癌：
新的认识与治疗

Lung Cancer New Understandings and Therapies

主编 ◎ [美]蒋其安（Anne C. Chiang）

　　　　[美]罗伊·S.赫伯斯特（Roy S. Herbst）

主审 ◎ 李为民

主译 ◎ 王成弟

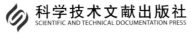

科学技术文献出版社
SCIENTIFIC AND TECHNICAL DOCUMENTATION PRESS

·北京·

图书在版编目（CIP）数据

肺癌：新的认识与治疗 / (美) 蒋其安
(Anne C. Chiang), (美) 罗伊·S. 赫伯斯特
(Roy S. Herbst) 主编；王成弟主译. -- 北京：科学
技术文献出版社，2024. 9. -- ISBN 978-7-5235-1884-7

Ⅰ. R734.2
中国国家版本馆 CIP 数据核字第 20240Y2W79 号

著作权合同登记号 图字：01-2024-3864
中文简体字版权专有权归科学技术文献出版社所有
First published in English under the title
Lung Cancer: New Understandings and Therapies
edited by Anne C. Chiang and Roy S. Herbst
Copyright © Springer Nature Switzerland AG, 2021
This edition has been translated and published under licence from
Springer Nature Switzerland AG.

肺癌：新的认识与治疗

策划编辑：张 蓉 责任编辑：崔凌蕊 郑 鹏 责任校对：张吲哚 责任出版：张志平

出 版 者	科学技术文献出版社
地 址	北京市复兴路15号 邮编 100038
编 务 部	（010）58882938，58882087（传真）
发 行 部	（010）58882868，58882870（传真）
邮 购 部	（010）58882873
官 方 网 址	www.stdp.com.cn
发 行 者	科学技术文献出版社发行 全国各地新华书店经销
印 刷 者	北京地大彩印有限公司
版 次	2024年9月第1版 2024年9月第1次印刷
开 本	889×1194 1/16
字 数	217千
印 张	8.5 彩插8面
书 号	ISBN 978-7-5235-1884-7
定 价	120.00元

主审简介

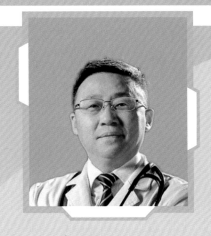

李为民

四川大学呼吸与危重症医学科教授，博士研究生导师。教育部长江特岗学者。呼吸和共病全国重点实验室（华西）负责人，教育部疾病分子网络前沿科学中心主任，四川大学华西医院呼吸和共病研究院院长。

担任中华医学会副会长，中国医师协会副会长，中华医学会呼吸病学分会副主任委员，四川省医学会呼吸病学专业委员会主任委员等；担任*Precision Clinical Medicine*主编，*Signal Transduction and Targeted Therapy*副主编。

从事呼吸系统疾病的临床、教学及科研工作30余年。长期围绕肺癌等呼吸系统疾病早诊早治开展基础、临床与转化研究。主持国家自然科学基金重点项目/面上项目、国家科技部重大专项等各级科研课题；在*Cell*、*Nature Medicine*、*Nature Biomedical Engineering*等高水平期刊发表研究论文；担任国家卫生健康委员会"十四五"规划临床医学专业第二轮器官–系统整合教材《呼吸系统与疾病（第2版）》第一主编。

研究成果以第一完成人获国家科技进步奖二等奖、四川省科技进步奖一等奖，个人获全国创新争先奖、吴阶平–保罗·杨森医学药学奖、四川省杰出人才奖、"天府青城计划"天府杰出科学家。

主译简介

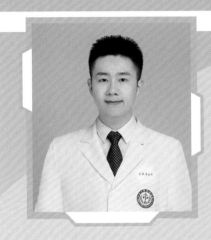

王成弟

四川大学呼吸与危重症医学科研究员，博士研究生导师。国家级高层次人才计划入选者，中国肺癌早诊早治能力提升工程委员，四川省"卫生健康英才计划"中青年骨干人才，四川省学术和技术带头人后备人选。担任四川大学华西医院呼吸和共病研究院分子靶向研究室副主任。

四川大学华西临床医学院（华西医院）内科学（呼吸）博士，美国康奈尔大学访问学者。四川大学华西医院呼吸与危重症医学科临床医生，从事呼吸系统疾病的诊治，致力于肺癌、肺部感染性疾病的基础、临床及转化研究。

主持国家自然科学基金专项项目、面上项目等多项课题。在*Cell*、*Nature Medicine*、*Nature Biomedical Engineering*等期刊发表SCI收录论文50余篇，被*Lancet*、*Nature*等权威期刊引用。研究成果荣获2020年国家科技进步奖二等奖，2022年四川省科技进步奖一等奖，中华医学会呼吸病学分会高影响力呼吸学术论文奖；个人荣获"中青年呼吸学者精英"荣誉称号及美国百人会英才学者奖。

审译者名单

主　审： 李为民　四川大学华西医院

主　译： 王成弟　四川大学华西医院

副主译： 张　立　四川大学华西医院　　　　许　川　四川省人民医院

李亚伦　四川大学华西医院

译　者（按首字母排序）：

陈金凤　四川大学华西医院　　　　　　　陈婧瑶　四川大学华西医院

李　果　中国医学科学院北京协和医学院　李昌树　四川大学华西医院

李经纬　四川大学华西医院　　　　　　　梁书凡　四川大学华西医院

刘星廷　四川大学华西医院　　　　　　　邵　俊　四川大学华西医院

宋璐佳　四川大学华西医院　　　　　　　唐秀美　四川大学华西医院

王海瑞　四川大学华西医院　　　　　　　王丽雯　四川大学华西医院

王文洋　四川大学华西医院　　　　　　　吴佳阳　四川大学华西医院

鲜京宏　四川大学华西医院　　　　　　　杨柳青　四川大学华西医院

张晨阳　四川大学华西医院

序　言

肺癌是我国乃至全球发病率和死亡率最高的恶性肿瘤，规范的诊疗对于延长肺癌患者生存期至关重要。随着医学研究的不断深入，我们对肺癌的认识日益丰富，治疗手段也在不断革新。从传统的手术、化疗、放疗，到靶向治疗、免疫治疗，肺癌治疗已经迈入了精准医疗的新时代。

对于早中期肺癌患者，手术切除肿瘤是首选的治疗方式。然而，肺癌早期发病隐匿，大多数患者确诊时已是中晚期，失去了手术的最佳时机。在这种情况下，化疗和放疗成为主要的治疗手段，但这些方法在消灭肿瘤细胞的同时，也不可避免地损伤了正常细胞，带来了一定的副作用，治疗效果有限。而靶向治疗通过与致癌靶点结合，促使肿瘤细胞死亡，最大限度地保护正常组织细胞，减少了全身性副作用，提高了治疗效果。免疫治疗则通过激活肺癌患者自身的免疫机能，增强免疫细胞识别和抗肿瘤能力，达到治疗肺癌的目的。

这些治疗方式的进步，得益于对肺癌发生发展机制的深入探索，对肿瘤分子分型的技术创新，以及靶向药物、免疫治疗药物和多学科综合治疗的快速发展，有效提高了肺癌患者的5年生存率。尽管如此，我们仍面临着一些挑战，如部分患者无法从现有治疗中获益，如何通过高精度的生物标志物对患者进行分层，以及如何克服治疗耐药性和不良反应等，亟待进一步的临床实践与探索。

本书的出版是为了更好地服务广大临床医师、科研工作者，将国际先进的肺癌研究成果分享给国内读者。希望本书能够进一步推进肺癌患者的精准诊疗，为提高诊疗水平做出贡献。翻译中难免有疏漏不足之处，恳请同道不吝指正！

李为民

四川大学华西医院

前　言

　　肺癌是严重威胁人类生命健康的头号癌症杀手。近年来，尽管肺癌的治疗方式取得了显著进展，但个性化治疗方案的选择、耐药性和治疗副作用等仍给肺癌患者治疗带来巨大挑战。因此，深入理解肺癌的生物学行为，进而制定精准治疗策略尤为重要。由蒋其安和罗伊·S.赫伯斯特编著的《肺癌：新的认识与治疗》正是汇聚肺癌诊疗前沿进展的重要著作。

　　肺癌治疗主要存在以下挑战：①肿瘤异质性大，临床尚缺乏有效的标志物指导精准治疗；②虽然靶向治疗和免疫治疗在一定程度上改善了患者预后，但耐药和不良反应的发生仍严重影响其临床疗效；③特定组织学类型，例如小细胞肺癌患者生存预后极差，在现有治疗手段下患者获益有限。针对这些问题，本书系统地阐释了肺癌发生发展的分子机制、微环境与循环肿瘤标志物的动态变化规律、靶向治疗和免疫治疗的前沿进展及耐药机制、免疫检查点抑制剂相关不良事件等内容，并提出了肺癌潜在的精准治疗方式，能够帮助医务工作者理解肺癌领域的最新进展，助力个体化治疗方案的制定。

　　作为译者，我们团队通过多轮逐字校对，力求准确地传达原著的内容精髓，将这些宝贵的国际前沿知识提供给读者。尽管如此，本书中仍可能存在不足之处，敬请广大读者批评指正。您宝贵的意见将帮助我们持续改进。

王成弟
四川大学华西医院

目 录 CONTENTS

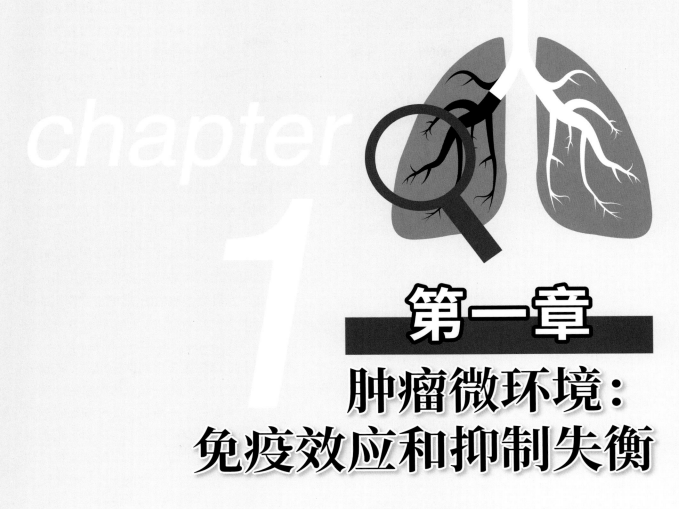

第一章
肿瘤微环境：
免疫效应和抑制失衡

Kelsey Sheehan，Kurt A. Schalper

【摘要】

尽管免疫检查点抑制剂（immune checkpoint inhibitor，ICI）在临床上得到了广泛的应用，但有关其作用机制和最佳患者选择策略的问题仍然十分突出。为了扩大免疫刺激性抗癌疗法的影响，需要加强对肿瘤微环境（tumor microenvironment，TME）中肿瘤细胞和免疫细胞相互作用的了解，并在患者个体水平确定免疫逃逸的主要途径。本章总结了目前关于免疫激活和抑制信号在 TME 中的证据，重点介绍了它们在人非小细胞肺癌中的动态相互作用、预期的肿瘤组织／细胞位置以及靶向治疗的潜力。我们还讨论了 TME 分子免疫特征作为生物标志物的作用及其在未来癌症治疗中的潜在影响。

关键词：肺癌；肿瘤微环境；免疫刺激疗法；生物标志物

第一节　引言

过去十年间，靶向免疫抑制受体程序性细胞死亡蛋白1（programmed cell death 1，PD-1）和细胞毒性T淋巴细胞相关蛋白4（cytotoxic T-lymphocyte-associated protein 4，CTLA-4）的免疫刺激疗法统称ICI，已表现出显著的临床疗效，并证明了免疫系统抗击癌症的潜能。这些疗法通过靶向非肿瘤细胞，首次表现出显著的抗肿瘤反应，改变了抗肿瘤治疗的模式。通过阻断抑制性T细胞信号传导，将T细胞重新激活以识别并杀死恶性细胞。这些治疗方法已被批准用于治疗多种类型的肿瘤，为许多患者带来了希望，然而，不同肿瘤类型患者持续获益的比例却不尽相同。但以这些通路为靶点的治疗给患者带来了明显的临床获益，例如，在转移性黑色素瘤患者中，单药CTLA-4阻断剂伊匹木单抗[1]、抗PD-1治疗药物纳武利尤单抗已被证明可使患者获益[2-3]，并且将纳武利尤单抗与伊匹木单抗联合使用的生存获益更高[4]。通过ICI疗法实现临床获益并不局限于黑色素瘤，目前ICI已成为多种肿瘤的标准一线和二线治疗方法，包括淋巴瘤、肾细胞癌、头颈癌、膀胱尿路上皮癌、原发性肝癌和胃食管腺癌[5]。尽管取得了重大进展，但仍有大量临床需求未得到满足，因为大多数接受ICI治疗的患者未能持续临床获益。例如，晚期非小细胞肺癌（non-small cell lung cancer，NSCLC）患者对单药PD-1治疗的有效率约为20%，使用联合治疗可获得更好的疗效[6]。然而，ICI对胰腺癌、结直肠癌和其他多种高影响恶性肿瘤的治疗中几乎无临床反应，这类肿瘤往往存在错配修复缺陷和/或高非同义突变负荷[7-9]。ICI治疗的活性在不同肿瘤类型中存在显著差异的决定因素仍无法确定。

除对ICI产生原发性耐药外，大多数最初对ICI有响应的患者在治疗过程中会产生继发性/获得性耐药，并最终死亡。为了降低死亡率，迫切地需要：①确定用于筛选获益人群的可靠生物标志物；②开发生物支撑治疗组合，以打破瘤床的肿瘤免疫耐受；③发现PD-1/CTLA-4以外可用于治疗难治性肿瘤患者的免疫治疗靶点。

目前，研究人员一直在努力确定PD-1轴阻断剂敏感和耐药的决定因素，这些因素可作为预测性的生物标志物。多种肿瘤和免疫细胞因子已被确认，包括程序性细胞死亡配体1（programmed death-ligand 1，PD-L1）蛋白的表达、预先存在的适应性抗肿瘤免疫反应［如肿瘤浸润性淋巴细胞（tumor infiltrating lymphocytes，TIL）或基于γ-干扰素（interferon gamma，IFN-γ）的RNA特征］、非同义体细胞突变的数量增加、错配修复缺陷以及个别基因中存在有害突变。然而，被批准用于临床的生物标志物很少，其表现也不尽如人意。总之，大多数现有文献都支持TME在调节抗肿瘤免疫反应和治疗耐药性方面发挥着重要作用。因此，对TME以及肿瘤细胞/免疫细胞相互作用的深入研究将有助于发现新型生物标志物，并确定出有干预价值的关键免疫逃逸通路（图1-1）。

理论上来说TME主要由两部分组成：一部分由恶性肿瘤细胞构成；另一部分由周围的非恶性基质细胞（如浸润性免疫细胞、成纤维细胞和血管细胞）构成。在侵袭性癌症中，肿瘤细胞会发展出强大的免疫逃避机制，并克服免疫监视，使肿瘤组织肆意扩张（如肿瘤生长），并最终转移扩散。免疫刺激抗肿瘤疗法能够限制这个过程，并增强TME中的抗肿瘤免疫细胞对肿瘤细胞的杀伤力。虽然这些成分在物理和化学上是相互联系的，肿瘤-免疫细胞的反应很可能是相互映照的，但转化的免疫细胞和周围免疫细胞之间的细胞特性和空间分布上的差异是可以预料的。此外，在癌症的发生和发展过程中，肿瘤内可能会出现免疫激活和免疫调节的持续循环。持续的T细胞激活可以触发多种免疫调节机制，最终抑制抗癌反应。与这一观点相一致的是，多项研究发现TME中的效应T细胞显示出终末分化/耗竭和功能障碍的特征。这种相互作用是肿瘤发展及其潜在转移的关键，并最终决定了肿瘤对免疫治疗的反应。本章旨在提供对人类肺癌TME免疫生物学基础的理解，描述单个细胞组分的作用及其功能，并探讨这些信息在生物标志物的开发和癌症治疗方面的临床潜力。

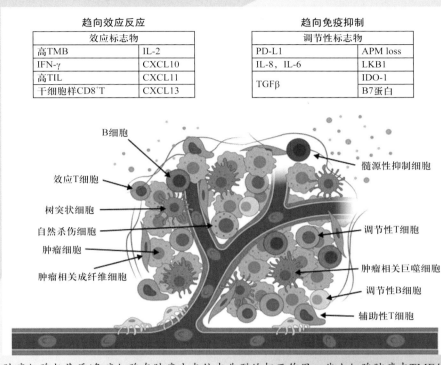

趋向效应反应		趋向免疫抑制	
效应标志物		调节性标志物	
高TMB	IL-2	PD-L1	APM loss
IFN-γ	CXCL10	IL-8、IL-6	LKB1
高TIL	CXCL11	TGFβ	IDO-1
干细胞样CD8⁺T	CXCL13		B7蛋白

B细胞

效应T细胞

树突状细胞

自然杀伤细胞

肿瘤细胞

肿瘤相关成纤维细胞

髓源性抑制细胞

调节性T细胞

肿瘤相关巨噬细胞

调节性B细胞

辅助性T细胞

示意图显示了肿瘤细胞与基质/免疫细胞在肿瘤生态位中典型的相互作用。非小细胞肺癌中TME的特点是存在占主导地位的免疫抑制信号，这些信号超过了针对恶性细胞的促炎效应反应，导致了肿瘤的生长和扩散。多种肿瘤细胞、免疫细胞和基质细胞因子有望同时发挥作用，其中一些具有生物标志物作用。鉴别特定肿瘤中的主要免疫缺陷有助于开发生物驱动的免疫刺激疗法。TMB=肿瘤突变负荷；IFN-γ=γ-干扰素；TIL=肿瘤浸润性淋巴细胞；CXCL10=C-X-C基序趋化因子配体10；CXCL11=C-X-C基序趋化因子配体11；CXCL13=C-X-C基序趋化因子配体13；PD-L1=程序性细胞死亡配体1；TGF-β=转化生长因子β；APM=抗原加工机制；LKB1=肝激酶B1，又称丝氨酸/苏氨酸激酶11（STK11）；IDO-1=吲哚胺2，3-双加氧酶1；IL-2=白细胞介素-2；IL-6=白细胞介素-6；IL-8=白细胞介素-8。使用BioRender.com创建

图1-1　肿瘤微环境中的促癌和抗癌信号失衡

第二节　肿瘤细胞

肿瘤细胞是TME的重要组成部分，它们代表了大多数实体恶性肿瘤的可变且最有可能动态变化的部分。尽管肿瘤细胞可能起源于单一克隆群体，肿瘤细胞可以表现出不同的形态、表型和功能特征，这种现象被称为肿瘤内异质性。一般来说，肿瘤细胞含有突变的新生多肽和异常表达或修饰的抗原蛋白，这些蛋白可被适应性免疫系统识别为非己。然而，恶性肿瘤细胞通常也具有多重抑制机制，以逃避或抵消免疫识别和杀伤。包括：①表达免疫抑制信号（如PD-L1、IDO-1、FGL1等）；②上调免疫抑制细胞因子/趋化因子（如IL-6、IL-8、TGF-β等），从而影响邻近的免疫和非免疫细胞，并使肿瘤进一步生长；③抗原呈递机制缺陷；④改变细胞内信号传导和分化程序。

一、免疫抑制信号

非小细胞肺癌细胞表面可表达PD-L1，它是抗原激活T细胞上常见的PD-1免疫抑制受体的配体。用单克隆抗体阻断PD-L1/PD-1的相互作用与T细胞活化和抗肿瘤应答有关。正如预期的那样，这种效应在PD-L1水平高的肿瘤中更为突出。值得注意的是，PD-L1在肿瘤细胞中的表达通常是TME中适应性促炎反应的结果，并且会被IFN-γ有效诱导。肿瘤细胞中的干扰素信号通过JAK/转录激活因子通路产生，被认为是上皮细胞的固有反应，以平衡持续的局部免疫激活，防止潜在的组织损伤[10]。

在非小细胞肺癌中还发现了其他免疫抑制分子，它们可能介导免疫逃避。例如，B7-H3，也被称为CD276，是一种来自免疫调节配体B7家族的膜蛋白，已在很大一部分肺部恶性肿瘤中被检

测到[11-12]。尽管介导B7-H3抑制效应的受体尚不清楚，但它的表达已被证明能抑制T细胞的激活和增殖[13]。B7-H4是B7家族的另一种跨膜蛋白，在相对较小部分的非小细胞肺癌中表达，可抑制TCR介导的T细胞增殖、细胞周期进展和IL-2生成[13-15]。T细胞活化V域免疫球蛋白抑制因子（V-domain immunoglobulin suppressor of T cella activation，VISTA）是在非小细胞肺癌中表达的B7家族第三种免疫调节蛋白，它可以与T细胞上的PSGL-1受体以pH特异性的方式相互作用，从而抑制T细胞的激活[13, 16-17]。

免疫调节酶也会被癌细胞上调，例如，部分NSCLC在肿瘤细胞中表达IDO-1，这是一种分解色氨酸的酶[14]。色氨酸分解代谢是肿瘤细胞免疫逃避的重要机制。色氨酸的消耗会导致Trp-tRNA的积累，而Trp-tRNA会激活应激反应激酶GCN2。在效应性T细胞中，激活的GCN2导致细胞周期停滞和（或）细胞凋亡，从而形成免疫抑制性TME[18]。另一个重要免疫调节酶上调的例子是CD73，它在TME的多种细胞类型上高表达。CD73可使细胞外ATP去磷酸化，导致腺苷积累。细胞外腺苷具有免疫抑制作用，如抑制效应细胞功能和稳定免疫抑制调节细胞[19]。

了解肺部肿瘤中不同免疫抑制信号的相互影响和功能相互作用，有助于确定哪些信号在促进肿瘤生长方面发挥着主导性生物学效应，这些信息可用于设计最佳的干预治疗措施。

二、免疫抑制细胞因子

在TME中，T细胞被激活并局部产生IFN-γ和肿瘤坏死因子-α（tumor necrosis factor-alpha，TNF-α）后，可以上调强大的免疫抑制细胞因子/趋化因子来对抗局部炎症，如IL-6和IL-8[20-21]。值得注意的是，这些细胞因子既可以抑制免疫反应，也可以促进肿瘤细胞的生长。IL-6信号通过与IL-6受体（CD126）相互作用参与肿瘤的发生发展。在肺癌中，高表达的IL-6与不良预后有关。IL-6由肿瘤细胞以及一些免疫细胞和成纤维细胞产生。它导致血管生成因子［包括促进肿瘤发展的血管内皮生长因子（vascular endothelial growth factor，VEGF）］的释放，并通过支持髓源性抑制细胞和巨噬细胞的发展，形成免疫抑制环境。通过转录激活因子3途径，IL-6导致抗凋亡蛋白的表达，最终支持肿瘤生长[22]。

IL-8是另一种趋化因子，通过与其受体CXCR1和CXCR2相互作用而在TME中发挥作用。肿瘤来源的IL-8促进免疫抑制性的中性粒细胞和髓源性抑制细胞被趋化到TME中，从而导致CD8+效应T细胞反应缺陷，降低了对ICI的敏感性[23-24]。此外，TME来源的IL-8还能促进肿瘤血管生成并介导上皮细胞向间质细胞转化，这会导致肿瘤转移的可能性增加并使肿瘤细胞对免疫细胞杀伤的抵抗力增强[21]。

三、抗原呈递机制的改变

免疫激活后释放的局部促炎细胞因子，如IFN-γ可增加细胞中抗原呈递蛋白的表达，如人类白细胞抗原（human leukocyte antigens，HLA）Ⅰ类和Ⅱ类分子，从而有利于免疫监视。然而，肿瘤细胞的抗原呈递蛋白或细胞内抗原处理途径可能存在缺陷，导致抗原暴露减少。这些改变既可能发生在未经免疫治疗的患者身上，也可能发生在接受ICI治疗后的患者身上[25-26]。最近的研究发现，在黑色素瘤和非小细胞肺癌中，HLAⅠ类恒定链β-2微球蛋白的有害突变可介导获得性耐药[26-28]。HLAⅠ类多肽的缺陷抗原提呈可能是多种蛋白质缺陷的结果（例如：HLA-A、HLA-B、HLA-C、TAP1、TAP2、LMP2、LMP7、LMP10、钙联蛋白、钙网蛋白、TAP相关蛋白等），特定蛋白质的改变有基因组和非基因组之分[29]。由于大多数研究仅分析了基因组改变，因此大多数癌症中抗原提呈蛋白改变的频率和程度尚未完全阐明。细胞内多肽加工或负责表达或上调抗原递呈分子以响应细胞因子的信号通路缺陷也可能改变对肿瘤细胞的免疫识别。

四、细胞内信号传导和分化发生改变

肿瘤细胞中wnt/β-catenin通路的激活已被确定为对ICI产生抗药性的一种机制[30]，这一点已在黑色素瘤中得到证实，但wnt信号的重要性及其与肿瘤免疫排斥的关系也已在包括肺癌在内的多种肿瘤中得到证实[31]。激活这一途径最终会抑制Ccl4的转录和分泌，Ccl4是一种髓系细胞趋化因子，其分泌减少会导致树突状细胞招募减少，形成不利的TME，从而促进肿瘤生长[32]。在肺癌中，CTNNB1基因突变可促进β连环蛋白的稳定[33]。参与免疫相关细胞内信号通路的基因编码蛋白，如LKB1/STK11和FBXW7的改变，也被证明通过细胞质DNA传感通路和相关的先天免疫信号的缺陷性激活，限制了适应性抗肿瘤反应和对免疫检查点抑制剂（ICI）的敏感性[34-35]。

第三节　基质细胞

不同恶性肿瘤的基质细胞组成也各不相同，由复杂的非肿瘤细胞网络组成。从概念上讲，TME中的基质细胞可分为两大类：免疫细胞（如天然免疫系统和获得性免疫系统）和形成支持性结缔组织的非免疫细胞。这类细胞与恶性细胞及其他细胞相互作用，从而影响肿瘤的局部进展、转移扩散或根除。TME中各种免疫和非免疫细胞产生的免疫激活和抑制信号的平衡是肿瘤发生改变的关键，基质细胞也是已获批准的实验性疗法的靶点。细胞外基质（extracellular matrix，ECM）是基质中另一种参与肿瘤进展和免疫逃避的非细胞成分。值得注意的是，基质细胞和ECM难以成为肿瘤样本基因组分析的重点，因为它们一般缺乏可检测到的体细胞基因组改变。此外，大规模转录组学研究主要集中在对基质成分相对不足的恶性肿瘤细胞富集的样本上进行分析。

一、基质中的免疫细胞

TME中免疫细胞的分析对各种恶性肿瘤的预后有重要意义，调节免疫激活和抑制信号已成为新型抗癌疗法的重点。一般来说，CD8+细胞毒性T细胞（CD8+ cytotoxic T-cells）和CD4+ Th1辅助性细胞（CD4+ Th1 helper cells）介导抗肿瘤反应，而其他细胞包括调节性T细胞和髓源性抑制细胞可以限制获得性免疫并促进肿瘤生长[36]。值得注意的是，人类肿瘤中的免疫细胞亚群的功能状态是动态变化的，通常情况下会具有中间表型。先天免疫系统和获得性免疫系统的细胞在肿瘤生态位中都扮演着不同和突出的角色，本节将概述TME中这些不同的免疫细胞及其在肿瘤生物学中的作用。

1. 适应性免疫细胞：T淋巴细胞

TME中的细胞毒性T细胞（cytotoxic T-cells）在识别和清除显示外来抗原的恶性靶细胞中扮演着重要角色。正常情况下，大多数有核细胞表面都表达HLA分子，这些分子将细胞内衍生的短肽序列（表位）呈现给CD8+ T细胞。在恶性肿瘤的情况下，被称为肿瘤新抗原或肿瘤特异性抗原的肿瘤来源表位会被CD8+ T细胞识别为外来抗原，从而导致T细胞活化、扩增和细胞毒性杀伤。源自突变序列或异常表达/修饰蛋白质的肿瘤新抗原被认为在T细胞介导的抗肿瘤活动中发挥着关键作用，并被用作治疗性疫苗的靶点[37]。CD8+ T细胞包括多个功能亚群，它们在癌症中的比例可能不同，如初始细胞、祖细胞/干细胞样效应细胞（如PD-1+/TCF-7+）、中央记忆型T细胞、效应记忆型T细胞和效应T细胞。最近，表达多种共抑制受体和独特转录程序（如TOX+/TCF-7-）的终末分化/耗竭CD8+ T细胞已被确定为肿瘤中的主要群体，并与PD-1通路阻断剂的耐药性有关[38-42]。

CD4+辅助性T细胞（CD4+ T helper cells）是另一大类免疫细胞，在TME中发挥多种功能。根据它们的分化、功能和主要细胞因子的产生情况，一般分为Th1、Th2、Th9、Th17、Th22、调节性T细胞和滤泡辅助性T细胞（T-follicular helper cells，TFH）。Th1细胞产生IFN-γ，这是一种能介导癌细胞消除作用的细胞分子。Th2细胞可激活B细胞并产生免疫抑制细胞因子IL-10。一般来说，Th2细胞的增多与侵袭性肿瘤有关[43]，Th1/Th2比率越高，预后越好[44]。Th9细胞的特点是分泌IL-9和IL-10，它们已被证明具有抗肿瘤特性和促进转移的作用[45-56]。它们的抗肿瘤活性与来自支气管和肺泡上皮细胞的CCL20相关，可导致树突状细胞招募并增加抗原递呈[47]。Th17细胞产生IL-17，这是一种炎性细胞因子，可导致肿瘤生长或肿瘤排斥，具体取决于宿主的免疫状态。在肺癌中，Th17细胞与预后不良有关[43]。Th22细胞产生IL-22，这是一种促肿瘤生长的细胞因子，其下游作用包括肿瘤增殖、抗凋亡和抗炎免疫细胞的募集[48]。滤泡辅助性T细胞（T-follicular helper cells，Tfh）产生CXCL13并迁移到淋巴组织中的B细胞区。在肺癌组织中，Tfh水平升高与增加的突变负荷和免疫原性抗原表达相对应。PD-1在TFH细胞上高表达，目前，研究人员正在积极研究抗PD-1治疗对Tfh功能的影响[49]。

调节性T细胞是CD4$^+$/CD25$^+$/FOXP3$^+$免疫抑制细胞，通过抑制其他免疫群体来帮助维持组织的平衡。在TME中，它们通过分泌抑制性细胞因子（包括TGF-β和IL-10）以及通过PD-1、CTLA-4和其他细胞间信号通路直接抑制效应T细胞[50-51]。在非小细胞肺癌中，瘤内和外周调节性T细胞水平升高与预后较差、转移风险增加和肿瘤切除后复发风险较高相关[53-54]。研究证实调节性T细胞耗竭是CTLA-4阻断抗体的主要作用机制，大量的调节性T细胞可降低肿瘤对ICI的敏感性[52]。

2. 适应性免疫细胞：B淋巴细胞

B淋巴细胞是适应性免疫系统体液免疫的一部分。它们在肿瘤浸润淋巴细胞中所占比例相对较小，能产生抗体，也能呈递抗原。B淋巴细胞在抗肿瘤免疫中发挥着重要作用，也是目前正在进行的预后和治疗性研究的主要研究对象。

研究表明，肺部肿瘤中可发现所有主要的B淋巴细胞亚群，它们主要驻留在三级淋巴结构（tertiary lymphoid structures，TLS）中，即肿瘤周围基质中的淋巴细胞聚集体，其结构类似于次级淋巴组织[55]。在非小细胞肺癌等多种肿瘤中，高密度TLS与患者生存率的提高相关[56]。TME中B细胞的主要功能是产生肿瘤特异性抗体，肿瘤浸润性浆细胞的存在与肺癌患者更好的生存相关。B细胞分泌的免疫球蛋白在抗肿瘤反应中的作用是一个活跃的研究领域[55]。在非小细胞肺癌患者的队列研究中，CD20的高表达与较长的生存期也有关[57]。除产生抗体外，B细胞还与TME中的T淋巴细胞相互作用，并能促进T细胞的活性。一些用人/鼠肿瘤模型进行的研究表明，某些B细胞群与非小细胞肺癌中的效应T细胞反应相关，而且B细胞能诱导T细胞分泌IFN-γ[55]。B细胞还能促进自然杀伤细胞对肿瘤的破坏，从而限制肿瘤的生长[58]。

然而，一些被称为调节性B细胞的B细胞群被发现具有促肿瘤作用[59]。调节性B细胞在人类癌症中的意义尚未完全阐明，但它们被认为具有抑制Th1和细胞毒性T细胞的能力，从而促进肿瘤生长[58]。

3. 先天免疫细胞：自然杀伤细胞

自然杀伤细胞是CD3$^-$/CD56$^+$的天然细胞毒性淋巴细胞，具有杀伤肿瘤细胞的能力，占肺癌组织免疫细胞的10%~20%[60]。有关自然杀伤细胞反应建立记忆能力的问题目前正在研究中，与非肿瘤组织中的自然杀伤细胞相比，在非小细胞肺癌肿瘤中发现的自然杀伤细胞的受体表达模式发生了改变，IFN-γ的产生受到损害，并具有促血管生成的表型，这表明自然杀伤细胞在TME的形成中发挥了作用[61]。尽管自然杀伤细胞在ICI诱导的抗肿瘤效应中的作用尚未完全明了，但在接受PD-1通路阻断剂治疗的晚期非小细胞肺癌患者中，肿瘤内高基线的CD56$^+$免疫细胞与较长的生存期相关，这表明这种细胞类型有望成为一种预测性标志物[62]。

4. 先天免疫细胞：髓系细胞

髓系细胞由多种类型的细胞组成，它们起源于常见的骨髓前体，分化成功能各异的亚群，包括巨噬细胞、树突状细胞、髓源性抑制细胞和中性粒细胞。这些细胞及其亚群在各种恶性肿瘤中的比例各不相同。在大多数实体恶性肿瘤中，肿瘤相关巨噬细胞（tumor associated macrophage，TAM）被认为是TME的重要组成部分，具有促进肿瘤生长和抗肿瘤的双重作用。TAM预计起源于以下几种类型细胞：血液髓源性抑制细胞、血液单核细胞和组织驻留巨噬细胞。TAM可分类在一个复杂的功能谱系中，其极端状态被归纳为两种不同形式的巨噬细胞活化状态：M1型巨噬细胞（或称经典型）和M2型巨噬细胞（或称替代型）。M1型巨噬细胞通常被IFN-γ极化，具有抗肿瘤生长功能。M2型巨噬细胞被IL-4或IL-13极化，发挥免疫抑制作用[63]。分化后的TAM已被证明影响癌症生物学的各种成分，从血管生成到细胞增殖，遗传不稳定性，以及为癌症干细胞提供保护性的生态位[63]。TAM促进肿瘤生长的一种具体方式是产生能够抑制T细胞激活的细胞因子，这被认为是对基于T细胞的疗法（如ICI）

产生耐药性的机制之一[64]。然而，它们也被证明在辐射后提供协同肿瘤杀伤作用，并在远隔效应（abscopal effect）中发挥了作用[63]。TAM是一些研究性治疗方法的新靶点，这些方法可单独使用，也可与其他类别的疗法联合使用[63]。

重要的是，已经证明巨噬细胞表达PD-L1明显高于其他免疫细胞，并且巨噬细胞高表达PD-L1与肿瘤中高表达PD-L1相关。此外，巨噬细胞中PD-L1的高表达与接受抗PD-1治疗的肺癌患者的总生存期（overall survival，OS）延长有关[65]。

研究人员已对肿瘤中TAM浓度的总体潜在预后价值进行了总结，对包括肺癌患者在内的10项研究进行的荟萃分析，出现了不同的结果[66]。

髓源性抑制细胞是天然免疫系统的抑制性细胞，在多种疾病中发挥作用，这些细胞的主要作用是抑制T细胞的功能，可促进肿瘤生长[67]。髓源性抑制细胞还能分化为TAM，有利于调节性T细胞的发展，从而进一步促进免疫抑制[50]。目前已发现两个不同的髓源性抑制细胞亚群：单核细胞特征的和粒细胞特征的，它们都被证明具有免疫抑制作用[68]。

树突状细胞（dendritic cells，DC）是一类专职的抗原提呈细胞，能通过呈递外源抗原介导效应CD8⁺ T细胞反应的扩增和激活。它们还可以通过细胞因子刺激激活B细胞反应。然而，研究表明，TME中有缺陷的DCs可以诱导T细胞耐受，从而阻止对肿瘤细胞的识别，并最终促进肿瘤生长[69]。有研究表明，肿瘤细胞本身抑制DC的功能或导致免疫抑制性DC而不是免疫激活DC的招募。将DC用于治疗是当前研究的热点领域[70]。

肿瘤相关中性粒细胞（tumor associated neutrophils，TAN）也可以在TME中积聚，它们通常与几种不同类型的癌症的预后较差有关，尽管这些细胞的肿瘤抑制和促肿瘤功能已被阐明[71]。TAN促进肿瘤生长的机制之一是产生中性粒细胞胞外诱捕网（neutrophil extracellular traps，NET），NET包裹着肿瘤细胞，保护它们免受细胞毒性的侵袭[24]。IL-8在调节中性粒细胞趋化和NET的形成方面发挥着重要作用。有研究表明，在接受ICI治疗的晚期黑色素瘤或非小细胞肺癌患者的回顾性队列中，早期血清IL-8水平的升高是不良预后的一个重要预测因素[72]。对三期临床试验中接受治疗的患者进行了更大规模的分析，在多种肿瘤中，血清IL-8基线水平升高与TAN增加和ICI后不良预后有关[23]。这些数据支持血清IL-8水平作为生物标志物的可能价值，并在TME中建立了TAN和免疫调节之间的联系。

二、基质中的非免疫细胞

人们对组成TME的非免疫细胞的作用，及其在癌症发展中所起的作用以及它们作为治疗靶点的潜力越来越感兴趣。有研究团队使用单细胞RNA测序技术对人类肺部肿瘤的TME转录组进行分类，并将这些肿瘤与匹配的非恶性肺样本进行比较，以确定基质细胞和肿瘤细胞的特征。利用这项技术，他们确定了52种基质细胞亚型，其中一些是新的亚型，并研究了基质细胞分布与患者生存的相关性[73]。他们的工作展示了基质细胞亚型极大的多样性，并强调了我们才刚刚开始了解其中许多细胞类型的临床意义。

1. 基质中的非免疫细胞：肿瘤相关成纤维细胞

肿瘤相关成纤维细胞（cancer associated fibroblasts，CAF）通过血管生成、癌细胞增殖和侵袭参与肿瘤的发展和生长，而且被认为有助于形成具有免疫抑制作用的TME。这些细胞来源于多种不同的前体细胞，包括平滑肌细胞、肌上皮细胞和间充质干细胞。研究认为，这些不同类型的细胞分化成肌成纤维细胞或CAF，会导致器官纤维化，从而增加罹患癌症的风险[50]。当成纤维细胞不活跃时，它们被称为静息成纤维细胞，一旦被激活，它们也可以分化成脂肪细胞，并可以被编程为多能干细胞[74]。

CAF会分泌肝细胞生长因子（hepatocyte growth factor，HGF）、成纤维细胞生长因子（fibroblast growth factor，FGF）和胰岛素样生长因子1（insulin like growth factor 1，IGF-1）等，这些生长因子有利于肿瘤的生长[50]。体外研究表明，CAF通过产生活性氧和TGF-β信号通路影响非小细胞肺癌细胞的代谢[75]。

CAF还被证明可介导肿瘤的生长和发展。一项研究证明，在小鼠模型中，来自发育不良皮肤的CAF中的促炎基因特征与来自皮肤癌的CAF

中相一致。此外，来自乳腺和胰腺肿瘤小鼠模型以及人类皮肤的成纤维细胞也表达了这种促炎症CAF基因特征。NF-κB信号通路参与了CAF招募巨噬细胞、促成新生血管形成和肿瘤生长的作用[76]。研究还证明，将正常皮肤成纤维细胞与癌细胞混合后，肿瘤的生长速度比单独时更快。这项工作证明了TME的流动性以及肿瘤细胞与基质细胞之间的相互通讯[76]。

一般认为，CAF也会对TME产生免疫抑制作用。尽管有关CAF免疫调节作用的大多数数据都来自体外研究。CAF分泌的IL-6可以限制树突状细胞的成熟并使T细胞失活，但尚不清楚TME中的其他来源的IL-6以及其他细胞因子或生长因子在多大程度上需要参与这些下游免疫抑制作用[74]。

CAF对肿瘤预后的潜在影响一直备受关注。在非小细胞肺癌中，CAF激活标志物与不良生存结局和死亡风险增加有关[77]。

2. 基质中的非免疫细胞：血管细胞

周细胞（Pericyte）是血管周围基质细胞，它们能稳定血管，但最近的研究表明，它们参与了各种疾病的状态。周细胞可发挥干细胞的功能，并调节其他祖细胞的行为。它们也在肿瘤血管生成中发挥作用，尽管临床上阻止周细胞活性的努力并没有取得令人满意的结果[78]。

越来越多的证据表明，周细胞在"转移前生态位"的形成过程中发挥了作用。"转移前生态位"是造血细胞、基质细胞和细胞外基质的集合体，是转移瘤最终发展的温床。一组研究表明，周细胞在肿瘤分泌因子的作用下失去了传统标志物的表达，然后增殖、迁移并增加细胞外基质的合成。由此产生的环境富含纤维粘连蛋白，这可能有利于转移过程[79]。

淋巴管是肿瘤转移的途径，淋巴管内皮细胞与癌细胞之间的相互作用是正在积极研究的TME的另一个组成部分。一项研究表明，抑制ELK3表达的淋巴管内皮细胞（lymphatic endothelial cells，LEC）的培养液不能促进乳腺癌细胞的迁移和侵袭，这表明LECs中依赖ELK3的通路是促转移TME的重要组成部分[80]。进一步阐明肿瘤细胞与LEC之间促转移通信的潜在通路，这将有助于开发针对这些通路的治疗方案。

血管内皮细胞是TME的另一个基质成分。除允许氧气和代谢底物的交换外，这些细胞还调节白细胞从血管向包括肿瘤在内的外周组织的迁移。然而，有研究表明，肿瘤中促炎通路的激活并不会导致淋巴细胞进入肿瘤床所需的血管黏附分子的表达，这种现象被称为内皮细胞失活[81]。用于肺癌治疗的抗血管内皮生长因子抗体贝伐珠单抗以肿瘤血管为靶点。这种药剂的作用原理是既能使肿瘤失去血液供应，又能使肿瘤血管正常化，从而使免疫细胞迁移并有利于抗癌反应[82]。

三、TME 的非细胞成分：细胞外基质

细胞外基质是由蛋白质、蛋白聚糖和糖蛋白组成的复杂网络，形成纤维和片状结构的聚集体，为成熟组织提供支架。人们越来越认识到动态细胞外基质的生物化学和生物物理特征（如分子密度、刚性和张力）的重要性[83]。在特定酶的作用下，多种细胞外基质蛋白会释放出生物活性肽。目前正在研究这些蛋白质、蛋白酶和肽在癌症转移中的潜在作用[83]。

细胞外基质不断地重塑，影响细胞的黏附和迁移，从而在恶性肿瘤的生长中发挥作用[84]。这种重塑的主要方式是通过基质金属蛋白酶（matrix metalloproteainses，MMP）；MMP可处理和降解细胞外基质蛋白质，它们是由恶性细胞、TAM和CAF分泌的，因此它们代表了细胞外基质与周围细胞（包括肿瘤细胞）持续通讯的一种机制。细胞外基质重塑也会受到局部产生的趋化因子、生长因子和血管生成因子的影响[50]。发生这种情况的一种途径是静止的成纤维细胞TGB-β的激活[85]。一般来说，该通路的激活会导致胶原蛋白上调和细胞外基质硬化，进而影响TME细胞的运动和增殖。FGF通路与TGF-β信号合作，最终导致干细胞样表型的获得。Rho/ROCK通路参与了黏着斑（focal adhesions）的重塑，影响了肿瘤细胞的迁移和粘连。这些不同的途径说明了肿瘤与细胞外基质之间的相互作用如何导致肿瘤的生存与扩增[85]。

细胞外基质也与肿瘤的转移相关。迁移的肿瘤细胞必须渗入细胞外基质，借此细胞外基质的生物化学和生物物理特性得以影响肿瘤的扩散能

力。如前所述，关于周细胞，细胞外基质的不同特征被认为更有助于转移性的肿瘤建立，因此，理论上认为，细胞外基质是"转移前生态位"的重要组成部分。然而，我们对使ECM更有利于转移疾病的特定性质的理解是有限的，因此尚未有治疗干预的机会[83]。细胞外基质的蛋白质网络还可以限制免疫细胞进入肿瘤生态位，从而促进癌症的发展和生长。一项研究使用活细胞成像来评估T细胞在人类非小细胞肺癌中的迁移。添加到肺肿瘤切片中的纯化T细胞表现为肿瘤浸润淋巴细胞，它们沿着被排除在肿瘤-基质边界之外的纤维迁移，而不是迁移到肿瘤细胞灶，从而表明细胞外基质在限制T细胞进入肿瘤病灶中的作用。不出所料，考虑到细胞外基质与肿瘤细胞和T细胞的这些相互作用，致密的基质已被证明与肺腺癌的预后较差有关[86]。

第四节 生物标志物

根据肿瘤微环境(TME)特征开发的预测免疫治疗疗效的生物标志物，已被用于指导患者选择最佳的治疗方案。预测性的生物标志物已经被证明来源于肿瘤细胞、免疫细胞和非免疫细胞。肿瘤细胞中的标志物包含DNA改变或免疫抑制配体的表达。基质细胞或免疫细胞的生物标志物更普遍地具有表型并涉及细胞群水平或其功能的变化。当前和潜在的未来TME生物标志物的总结如表1-1所示。目前，研究人员正在努力扩大TME的生物标记库，并整合非冗余的独立指标，来提高标志物预测性能[42、87-88]。

一、经过验证的肿瘤生物标志物

1.PD-L1 的表达

PD-L1的表达一直被认为是肿瘤对ICI敏感性的生物标志物，自从PD-1抑制剂出现以来，它已经被广泛研究（有关PD-L1通路的详细讨论，请参阅本章的前部分）。有多个获批准的免疫组化检测方法和评分系统，用于检测非小细胞肺癌中的PD-L1表达。抗PD-1药物帕博利珠单抗与伴随诊断试剂盒一起获批，该测试是PD-L1

IHC 22C3 pharmDx测试（由Agilent Technologies提供）。此外，美国食品药品监督管理局（U.S. Food and Drug Administration，FDA）还批准了纳武利尤单抗（nivolumab，Agilent PD-L1 IHC 28–8 pharmDx）、阿替利珠单抗［atezolizumab，Ventana PD-L1（SP142）Assay］和度伐利尤单抗［durvalumab，Ventana PD-L1（SP263）Assay］的药物特异性诊断分析[89]。PD-L1的阳性率因检测方法而异，但一般认为，表达PD-L1的非小细胞肺癌患者更容易从PD-1抑制治疗中受益，而PD-L1阴性病例受益较少[89]。

表 1-1 非小细胞肺癌现有和潜在的基于 TME 的免疫治疗生物标志物

	生物标志物	意义
肿瘤	PD-L1表达	与ICI的临床增加相关
	致癌性驱动基因突变（*EGFR*、*ALK*、*ROS*）	与ICI获益减少相关
	肿瘤突变负荷	与ICI敏感性增加相关
	IFN-γ信号基因的功能缺失突变	与ICI获得性耐药相关
	β_2微球蛋白突变	与HLA Ⅰ类表达减少和ICI获得性耐药性相关
	Wnt/β连环蛋白激活	与*Ccl4*分泌减少和对ICI的耐药性相关
	*LKB1*失活突变	与*KRAS*的共突变、低TIL和对ICI敏感性降低相关
基质	TIL或IFN-γ相关mRNA信号增加	与ICI敏感性增加相关
	B细胞和TLS	与ICI敏感性增加相关
	干细胞样效应CD8⁺TIL	与ICI敏感性增加相关
	终末T细胞耗竭	与ICI敏感性降低相关
	TGF-β通路上调	与ICI敏感性降低相关
	替代免疫抑制途径：IDO、CD73/CD39、B7家族成员	与ICI敏感性降低相关

PD-L1不是一个绝对敏感或特异性表达的生物标志物。PD-L1高表达通常是对ICI更敏感的标志，但也有肿瘤PD-L1表达低或检测不到的患者对检查点抑制剂治疗有反应，相反，PD-L1表达高的患者对这些治疗反应不佳。这种明显的不一致性至少可以部分解释为临床标本中PD-L1蛋白

检测/评分的技术挑战。此外，如本章前几节所述，PD1/PD-L1通路可能只是决定最终免疫系统对肿瘤反应的许多相互依赖的免疫逃避途径之一。PD-L1可以被大量糖基化，一项研究开发了一种去糖基化的方法，该方法可以提高PD-L1的可检测性，并与临床结局有更好的相关性[90]。此外，如上所述，已经开发了多种检测PD-L1表达水平的测定方法，作为不同ICI的伴随诊断；这些多重诊断测试使得测试的实施变得困难[91]，尤其是一些PD-L1检测仅对肿瘤细胞（如TPS）进行评分，其他的包括免疫细胞（TC和IC）。尽管存在这些局限性，但PD-L1的表达情况在临床上仍被用于对肺癌患者进行分层治疗，帕博利珠单抗已被批准用于肿瘤PD-L1表达≥50%的转移性NSCLC的一线环境中用作单药治疗，以及肿瘤PD-L1表达≥1%的二线单药治疗。此外，纳武利尤单抗/伊匹木单抗联合治疗被批准适用于使用28-8检测法测得的PD-L1 TPS＞1%的病例一线治疗[92]，阿替利珠单抗被批准为通过Sp142测得的TC/IC＞10%病例的一线治疗[93]。

2. 致癌驱动因素

部分肺腺癌在驱动致癌基因中存在激活和可操作的突变，包括EGFR、ALK和ROS1。研究一致表明，这些致癌基因的突变会降低肿瘤对ICI的敏感性。携带这些突变的肿瘤通常与较低数量的体细胞突变/新抗原和T细胞浸润有关[42, 94]，这可以解释临床观察的现象。无论PD-L1的表达状态如何，EGFR突变或ALK重排的肿瘤患者都不建议在一线治疗中使用ICI，在这类患者的二线治疗中使用ICI是有争议的[33]。

3. 肿瘤突变负荷

肿瘤突变负荷已成为预测多种肿瘤类型对ICI反应的基因组生物标志物。肿瘤突变负荷（tumor mutation burden，TMB）被定义为特定测试覆盖的基因编码区或DNA区域中的非同义突变总数，通常表示为每兆碱基（megabase，Mb）的突变数。TMB高的肿瘤表达大量异常蛋白，这些蛋白反过来又作为新抗原，可以被免疫系统识别[95]。TMB作为肺癌免疫治疗反应的生物标志物的效用和最佳应用是一个积极研究和一些争论的领域（更多细节请参见前面的章节）。

二、基质中已被验证的生物标志物

由于缺乏研究基质细胞的标准化方法以及这些信号在肿瘤内的高度变异，阻碍了源自基质细胞的生物标志物的发现和应用受到阻碍。来自TIL和其他免疫细胞的新兴指标已成为候选的生物标志物。

1. 肿瘤浸润淋巴细胞（TIL）

TIL可以使用多种方法进行鉴定，其中最常见的方法是免疫组织化学。TIL对NSCLC的预后有影响，CD8越高生存期越长[96]。一项包括8600例患者的荟萃分析表明，基质或肿瘤巢中高水平的CD8+细胞与NSCLC的OS改善有关[97]。此外，在NSCLC和黑色素瘤治疗前肿瘤样本中TIL水平的增加与ICI后更好的结果密切相关[96, 98]。在临床环境中，免疫细胞浸润已被指出可整合到肿瘤-淋巴结-转移-免疫评分系统中，类似于结直肠癌和乳腺癌领域[99]。然而，这些评分方式对ICI的预测价值尚未得到证实。TIL作为一种独立的预测性免疫疗法生物标志物的可能作用也受到其与PD-L1表达的正相关的限制。

2. T细胞的RNA特征

研究人员致力于使用大量肿瘤RNA图谱整合T细胞和IFN-γ相关信号作为预测ICI的生物标志物。目前，包括不同数量和类型的标志物的多种特征已经被探索。有研究开发了一种分析靶向基因表达谱的方法，以量化TME的T细胞"丰度"。该测定是基于PD-1阻断剂治疗患者的各种临床试验数据和用于临床级实施的商业RNA分析平台开发的[100]。迄今为止，基于mRNA的免疫相关检测尚未得到前瞻性验证或批准用于临床。T细胞炎症基因表达谱也与TMB相结合，对患者进行分层，并更准确地预测对帕博利珠单抗的临床反应[88]。

3. 发展中的生物标志物

1）γ-干扰素反应通路

IFN-γ通路是免疫应答的重要组成部分。如本章前面所述，T细胞产生这种细胞因子是抗肿瘤应答的一部分。然后，IFN-γ与细胞表面受体结合，激活JAK/STAT通路，导致肿瘤细胞的抗增殖反应和免疫调节适应，如PD-L1表达。因此，该通路的完整性被认为对PD-1轴阻断剂的反应很重要。与此观点一致的是，在ICI获得性耐药患者的肿瘤中已经发现了JAK/STAT通路的突变[33]。肿瘤细胞中有JAK/STAT通路的缺陷也可能会限制抗原呈递，并降低依赖于T细胞识别和杀伤的免疫刺激疗法的活性。

2）β₂微球蛋白改变

以往的研究发现，27%~49%的NSCLC缺乏HLA-I表达；在一项研究中发现，另有47%的NSCLC存在局灶性HLA-I下调[101-102]。β₂微球蛋白是组织相容性Ⅰ类复合物的恒定链，该蛋白的改变可导致对ICI的耐药性[33]。抗原呈递在NSCLC中的突出作用也得到了以下事实的支持：即使在没有免疫疗法的情况下，HLAⅠ类重链下调和β₂微球蛋白表达缺乏也与统计学上较差的预后有关[101]。值得注意的是，肿瘤细胞中的HLAⅠ类缺陷可能是基因组和非基因组机制的结果，这使得在临床标本中评估它们变得困难。HLA标志物作为NSCLC免疫治疗的预测标志物的潜在临床作用正在研究中。

3）DNA传感改变：LKB1

LKB1/STK11在细胞代谢和生长的调节中发挥作用。该基因的失活突变已被证明可产生"免疫冷"TME，其特征是CD8⁺T细胞浸润减少和PD-L1表达降低。临床研究表明，已经证明KRAS和LKB1的共同突变与肺癌患者对ICI的低应答率相关。在小鼠模型中，LKB1缺失可诱导对PD-1阻断剂的耐药性，从而提示了两者之间的因果关系[34]。LKB1/KRAS共突变病例的发生率相对较低，且与TIL和PD-L1的强关联可能会限制其作为独立免疫疗法生物标志物的使用。

4）FBXW7

FBXW7是一种肿瘤抑制基因，在包括肺癌在内的约6%的肿瘤中突变。它位于染色体4q32，在超过30%的人类恶性肿瘤中存在缺失[103]。该基因的失活突变导致泛素连接酶复合体功能失调；这种变化的下游结果是细胞增殖蛋白增加，包括MYC、细胞周期蛋白D1和JUN[35]。最近，在动物模型中，FBXW7的缺失已被证明对抗PD-1治疗产生耐药性，并与免疫环境的改变有关[35]。虽然还不能将其纳入常规临床实践，但这些结果表明，

这种生物标志物在未来具备应用前景。

5）TGF-β通路

TGF-β的过度表达已被证明是肿瘤细胞逃避免疫系统识别和杀伤的一种机制[104]，据推测，其中一些作用是由于其对CAF的影响[105]。由于TGF-β可以抑制T细胞的激活和分化，因此正在研究将免疫检查点疗法和TGF-β抑制相结合的潜在协同作用[105]。它也正在作为一种潜在的预后生物标志物进行研究。一项荟萃分析发现，TGF-β过表达与非小细胞肺癌的低生存率有关[104]，但在纳入标准临床实践之前，这种生物标志物需要进一步验证。最近的研究表明，TGF-β RNA信号在接受抗PD-L1药物（阿替利珠单抗）治疗的晚期尿路上皮癌患者中具有负向预测作用[106]。预计该标志的使用范围将扩大到其他肿瘤类型，包括非小细胞肺癌。

6）替代免疫途径的激活

预计一部分NSCLC通过与PD-1/PD-L1或CTLA-4无关的替代途径逃避免疫，因此对临床批准的ICI不敏感。作为主要免疫逃避机制的替代免疫抑制分子的上调可能被用作预测性生物标志物。在这方面，IDO-1在肿瘤中的表达已被提议作为非小细胞肺癌抗PD-1治疗耐药性的候选生物标志物[107]。本章前文描述的具有免疫调节功能的其他B7家族成员的上调也是预计可能在未来成为生物标志物[15]。

7）微生物组

微生物组在多种疾病中的作用越来越被重视，癌症也不例外。有证据表明，肠道细菌会影响免疫疗法的反应，接受抗生素治疗的患者对ICI的受益减少。对非小细胞肺癌患者确诊时的大便样本分析表明，对ICI的反应与大便中的嗜黏蛋白阿克曼菌水平之间存在相关性，这表明肠道微生物组在这种影响中发挥了作用。同一组将对ICI有反应的患者和没有反应的患者的大便微生物群移植到无菌小鼠体内，然后用肿瘤细胞接种小鼠，并用抗PD-1治疗。值得注意的是，接种了ICI应答者大便微生物群的小鼠对治疗敏感，而接种了非应答者大便菌群的小鼠则不敏感[108]。尽管这些和其他结果发人深省，但仍需要进一步的研究来阐明微生物组在TME中的作用及其作为非侵入性生

物标志物的潜力。

8）免疫异质性

另一个积极研究并对生物标志物的开发具有潜在影响的领域是个体肿瘤内免疫异质性的程度。研究发现，TME在肿瘤的不同部位可能有很大差异，这种异质性大多是非遗传的[109]。有研究利用全外显子组测序、转录组分析和T细胞组库分析，对NSCLC患者的手术活检组织进行了分析，发现单个患者内部的TME差异与不同患者之间一样大[110]。这些发现表明，对活检标本进行的肿瘤/免疫细胞指标（如PD-L1、TIL或TMB）的分析可能无法反映患者肿瘤其他部位较大的未采样TME。解析肿瘤免疫异质性的作用及其临床意义对于肿瘤领域的进展来说很关键。

第五节　结论

深入认识TME的特征是肿瘤免疫学中最重要的挑战之一，并有可能为新的临床发展提供支持。针对癌症的免疫激活不可避免地与多种免疫抑制过程有关，这些过程可能发生在不止一种细胞类型和肿瘤组织区。需要确定在特定肿瘤和环境中介导免疫逃逸的主要机制，为最佳治疗决策提供信息，并改善患者的预后。使用多种标志物/分析物、非侵入性诊断和分子成像/放射学进行肿瘤组织定量可视化的新兴技术和平台，允许对动态特征进行更详细的研究和评估，从而报告与生物学相关的肿瘤分子和免疫适应情况。基于TME的免疫治疗分子生物标志物的开发是一个快速发展的领域，将这些信息纳入临床研究中将有助于进行合理的干预并充分发挥抗癌免疫疗法的潜力。

（王海瑞　吴佳阳　译）

参考文献

扫码查看

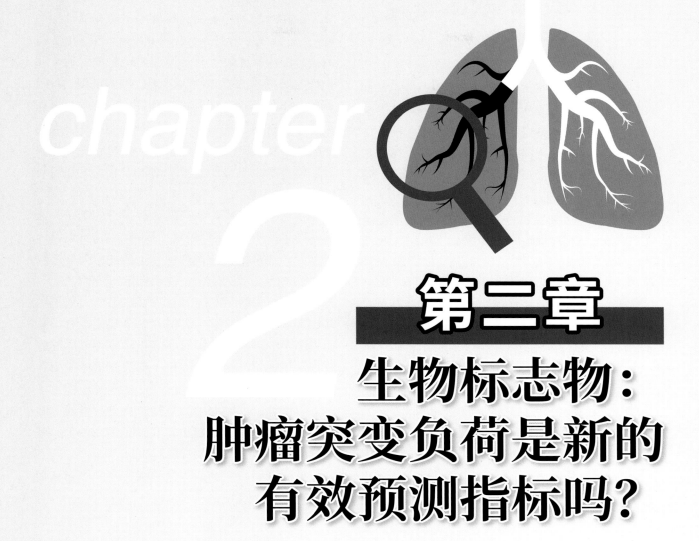

第二章
生物标志物：肿瘤突变负荷是新的有效预测指标吗？

Natalie I. Votes，Mark M. Awad

【摘要】

免疫检查点抑制剂（ICI）改善了晚期非小细胞肺癌（NSCLC）患者的预后。然而，只有少数患者能从中获益，需要反映疗效的生物标志物来改善患者的选择。肿瘤突变负荷（TMB），是指肿瘤中体细胞突变的数量，被认为是一种潜在的预测性生物标志物。评估 TMB 和非小细胞肺癌预后的研究表明，与 TMB 较低的患者相比，TMB 较高的患者对 ICI 的应答率和无进展生存期均有所提高，并且与化疗相比，TMB 较高的患者更有可能从 ICI 中获益。然而，TMB 并不能完美地将应答者与非应答者进行分层，而且这些研究数据在治疗背景、药物、TMB 检测方法和 TMB 阈值方面存在差异。重要的是，这些分析很多都是回顾性的，很少有将 TMB 作为生物标志物的前瞻性临床试验。实施 TMB 的其他限制包括需要足够的组织来进行测序，以及 TMB 检测方法的异质性。开发基于血液的 TMB 检测方法和标准化程序可能有助于解决这些限制。最后，进一步研究 TMB 为什么与应答相关，以及 TMB 如何与包括程序性细胞死亡配体 1（PD-L1）和 γ- 干扰素（interferon-γ，IFN-γ）表达在内的其他生物标志物相互作用可能有助于提高其预测能力。

关键词：肿瘤突变负荷；免疫治疗；程序性细胞死亡受体 1；程序性细胞死亡配体 1；细胞毒性 T 淋巴细胞相关蛋白 -4；生物标志物；免疫检查点抑制剂；新抗原

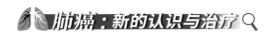

第一节　引言

在过去的15年里，非小细胞肺癌的治疗方法发生了巨大的变化。生物标志物驱动疗法的发展，如针对*EGFR*和*BRAF*突变以及*ALK*和*ROS1*重排的药物的使用，开启了"精准肿瘤学"时代，并改善了携带这些突变的患者的预后[1-9]。然而，这些治疗只对携带靶向性改变的部分患者有利，而大多数接受靶向治疗的癌症将产生耐药性，因此有必要采取进一步治疗。

最近，针对细胞毒性T淋巴细胞相关蛋白-4（CTLA-4）、程序性细胞死亡受体1（PD-1）及其配体（PD-L1）的免疫检查点抑制剂（ICI）改善了晚期非小细胞肺癌患者在初次治疗和复发治疗情况下的治疗效果[10-14]。尤其值得注意的是，一部分患者出现了长期、持久的疗效，甚至在结束治疗后仍可持续数年，这在实体肿瘤治疗中是前所未有的。但遗憾的是，在复发情况下，非小细胞肺癌患者对ICI的应答率低至20%[10-12]，并且只有16%~38%的患者经历了持续3年或更长时间的总生存期（OS）[15-17]。这种潜在益处的大小与其有限范围之间的差异引发了人们对把精准医学理念应用于免疫治疗的极大关注，人们希望识别能够改善患者选择的生物标志物，并为后续的临床试验设计提供合理的框架。

最初的生物标志物分析侧重于免疫活性标志物[18-21]。在这一背景下，免疫组织化学发现PD-L1的表达与应答相关[12, 22]，这是FDA批准的首个非小细胞肺癌生物标志物。然而，事实证明PD-L1表达并不能完全预测治疗反应。PD-L1的预测作用在不同的试验中有所不同，即使在PD-L1表达≥50%的患者中，对帕博利珠单抗的应答率也只有30%~45%[12-13]，这表明其他特征会影响患者对ICI的不同反应。

在这些以免疫为重点的分析进行的同时，大规模癌症测序工作已经确定了不同癌症之间的基因组差异，包括肿瘤类型内部和不同肿瘤类型之间突变数量的差异（图2-1，文后彩插图2-1）[23-24]。这些分析与观察到ICI对于强突变的肿瘤，如黑色素瘤和非小细胞肺癌更具活性的事实相结合，从而提出了一种假设，即这些癌症特异性或体细胞改变可以通过产生新的表位（称为新抗原）来介导肿瘤与免疫的相互作用[25-27]。这些发现提出了一个可能性，即肿瘤中的体细胞突变数量或称肿瘤突变负荷（tumor mutation burden，TMB），可能与ICI更好的疗效相关。

目前多项研究已证实这种相关性，尽管其在

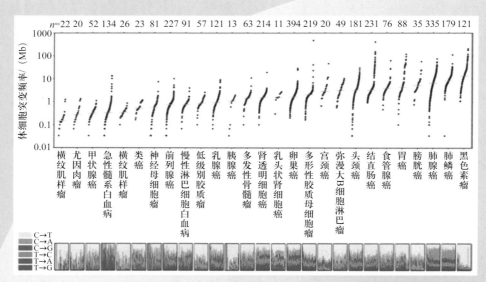

每个点对应一个肿瘤-正常配对。Y轴表示每个样本中的体细胞突变数量，X轴表示肿瘤类型。肿瘤类型根据体细胞突变的中位数量排序。免疫检查点抑制物活跃的肿瘤类型包括黑色素瘤、非小细胞肺癌、膀胱癌、胃食管癌和头颈癌，这些肿瘤往往具有较高数量的体细胞突变。

图2-1　在3083对肿瘤-正常人配对的外显子组中观察到的体细胞突变频率

（转载自Lawrence等[23]）

临床实践中的应用仍在研究中。在本章中，我们将介绍TMB和ICI结局之间的联系，并进一步讨论TMB作为一种预测性生物标志物对临床应用的挑战以及关于TMB及其与ICI疗效相关性的遗留问题。

第二节　肿瘤突变负荷的定义和评估方法

从根本上说，TMB描述了肿瘤中体细胞突变的数量。由于TMB与ICI应答之间的关系被认为与新抗原的形成有关，因此TMB通常被定义为蛋白质改变或非同义突变的数量。最早的研究通过对肿瘤和健康人群配对进行全外显子组测序（whole exome sequencing，WES）并计算体细胞非同义突变的数量来评估TMB。然而，由于时间和费用的原因，WES在常规临床实践中的应用受到限制[28-29]，越来越多的人开始使用有针对性的二代

测序（next-generation sequencing，NGS）panels来计算TMB。为了进行这些比较，TMB现在通常表示为每兆碱基（megabase，Mb）测序的突变数量，从而根据基因组被评估部分的检测差异（WES通常为30 Mb左右，靶向panels为0.5 ~ 1.5 Mb）进行调整。

一些最初的计算机分析验证了通过靶向panel计算的TMB，结果证明直接从WES获得的TMB与从靶向panels中包含的基因子集推断出的TMB之间具有高度相关性（$R^2 > 0.9$）[28, 30-32]。值得注意的是，这些分析表明，相关性的强弱取决于基因panel的大小和检测到的突变数量；较小的基因panels和低TMB肿瘤与预测TMB和实际TMB的偏差较大有关[31-30]，这表明要进行准确的量化，最小panel长度为0.8 Mb或更高是必要的（图2-2，文后彩插图2-2）。通过WES和靶向NGS panel对相同肿瘤样本进行直接测序的其他工作证实了WES和panel衍生TMB之间的正相关性，但相关性较弱（$R^2 > 0.7$）[31, 33, 29]，这可能反映了在计算机分析

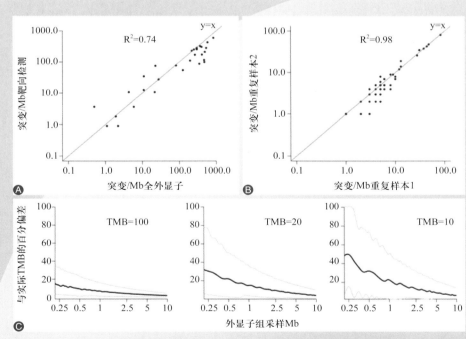

A.通过两种检测方法评估的n=29个样本中，WES与靶向panel测得的TMB比较。直线y=x用红色标出。B.在60对重复样本中通过靶向panel测得的TMB。C.在对不同数量的兆碱基（Mb）进行采样测序时，与实际TMB百分比偏差的模拟结果。观察到的偏差中值以黑色显示。10%和90%的置信区间以灰色显示。左图：TMB等于100突变/Mb的模拟结果；中图：TMB等于20突变/Mb的模拟结果；右图：TMB等于10突变/Mb的模拟结果。

图2-2　与全外显子组测序相比，靶向 panel 测序在推断肿瘤突变负荷方面的准确性和精确性

（转载自Chalmers等[31]）

中没有捕捉到的额外平台变化。

此外，尽管大多数研究都侧重于评估肿瘤组织中的TMB（tissue tumor mutation burden，tTMB），但人们对从ctDNA［血液肿瘤突变负荷（blood tumor mutation burden，bTMB）］中评估TMB越来越感兴趣。虽然目前正在开发具有不同性能特征的多种血液检测方法，但初步研究普遍表明，在足够大的panels中，bTMB和tTMB之间具有正相关性[34-39]。在POPLAR/OAK试验[36]和MYSTIC试验[40]中使用tTMB和bTMB对患者进行治疗的分析表明，bTMB和tTMB之间存在正相关性（POPLAR/OAK试验中Spearman's rho=0.64；MYSTIC试验中Spearman's rho=0.6）。

值得注意的是，尽管TMB概念简单，而且不同TMB评估方法之间总体上呈正相关，但这些不同的检测方法在方法逻辑上存在很大的异质性，目前还不完全清楚不同检测方法的TMB定量为何不同。

第三节 肿瘤突变负荷与免疫检查点抑制剂应答的关系

一、帕博利珠单抗

第一项证明TMB与非小细胞肺癌患者ICI预后相关的研究通过KEYNOTE-001研究分析了34例接受帕博利珠单抗治疗的Ⅳ期复发/难治性非小细胞肺癌患者的WES数据[41]。表2-1汇总了这些数据和下面提到的研究。在他们由16例患者组成的发现队列中，有持久临床获益（durable clinical benefit，DCB），定义为完全或部分应答（complete or partial response，CR/PR）或持续6个月以上的疾病稳定（stable disease，SD）患者的非同义突变中位数为302个，而无持久获益（no durable benefit，NDB），定义为开始免疫治疗后出现进展性疾病（progressive disease，PD）或6个月内的SD患者的非同义突变中位数为148个（P=0.02）。在突变TMB高于中位数209个的患者中，DCB率为73%，而在突变TMB低于中位数的患者中，DCB率为13%（Fisher's P=0.04），

总体反应率（overall response rate，ORR）和无进展生存期（progression free survival，PFS）也有所改善［ORR为63% vs 0，P=0.03；PFS的风险比（hazard ratio，HR）=0.19（95% CI 0.05~0.70）］。由18例患者组成的独立验证组的结果与此相似。对诊断队列进行的受试者操作曲线（receiver operator curve，ROC）分析确定了非同义突变≥178个的临界值，灵敏性为100%，特异性为67%，在验证队列中也有类似的表现，但值得注意的是，验证队列的总人数为34人，人数较少。

在非小细胞肺癌中，TMB与帕博利珠单抗相关性的进一步研究是有限的，这主要是由于早期PD-L1选定的帕博利珠单抗单药治疗试验（KEYNOTE-010二线治疗中PD-L1≥1%[12]，KEYNOTE-024一线治疗中PD-L1≥50%[13]），以及未进行生物标志物选择的联合化疗治疗试验的正向数据[42]，导致其在未进一步生物标志物开发的情况下获得非小细胞肺癌特异性FDA批准。然而，截至2020年6月，基于KEYNOTE-158试验的结果[43]，对于经FoundationOne CDx检测确定的TMB＞10的患者，帕博利珠单抗可作为各种组织学类型患者的二线治疗。

二、纳武利尤单抗

相反，在纳入PD-L1表达≥1%、未经治疗的晚期非小细胞肺癌患者的Ⅲ期CheckMate-026试验中，纳武利尤单抗并未显示出比化疗更高的OS益处[44]。在对PD-L1表达≥5%的患者进行的初步疗效分析中，纳武利尤单抗没有显示出比化疗更高的PFS获益[44]，在对PD-L1表达≥50%的非小细胞肺癌进行的亚组分析中也没有观察到获益。然而，在对312例肿瘤已接受WES的患者进行的探索性亚组分析中发现，TMB处于上三分位数（＞242个突变）的患者可从纳武利尤单抗而非化疗中获益［ORR 47% vs 28%，中位PFS 9.7个月 vs 5.8个月，HR 0.62（95% CI，0.38~1.00）］，而TMB突变≤242个的患者化疗效果更好（图2-3）。尽管许多接受化疗的患者继续接受PD-1抑制剂的后续治疗，但总体生存期没有差异。

CheckMate-227研究探讨了TMB在预测接受

表 2-1　临床试验和分析中采用的测序分析、临床结果和建议的肿瘤突变负荷临界值

临床试验	临床结果	测序分析方法	NSCLC患者数量	治疗方式	基因变异类型	样本类型	TMB阈值（理论基础）	结果关联
KEYNOTE-001[41]	DCB	WES	34	帕博利珠单抗（任一疗程）	非同义突变	肿瘤	178个突变（ROC分析）	TMB≥178 vs TMB<178: DCB 75% vs 14%; TMB和DCB的AUC 0.87（发现队列，n=16）
CheckMate-026[44]	PFS、ORR、OS	WES	312	纳武利尤单抗 vs 化疗（复发/难治）	错义突变	肿瘤	低<100；中等100至242；高TMB≥243（三等分法）	TMB≥243，纳武利尤单抗 vs 化疗：ORR: 47% vs 28%；中位PFS 9.7 vs 5.8个月，HR 0.62（95% CI 0.38~1.00）；OS无差异。TMB<243，纳武利尤单抗 vs 化疗：ORR: 21% vs 35%；中位PFS 4.1个月 vs 6.9个月，HR 1.82（95% CI, 1.30~2.55）；OS无差异
CheckMate-012[51]	ORR、DCB、PFS	WES	75	纳武利尤单抗联合伊匹木单抗	非同义突变	肿瘤	158个突变（第50百分位数）	TMB≥158 vs TMB<158: ORR: 51% vs 13%, P=0.0005; DCB: 65% vs 34%, P=0.011; PFS: HR 0.41（95% CI 0.23~0.73），P=0.0024
FIR/BIRCH[46]	PFS、OS、ORR	Foundation Medicine F1 assay	102 1L, 371 2L+	阿替利珠单抗，PD-L1≥5%	未指明	肿瘤	1L: ≥9个突变/Mb（第50百分位数）≥13.5个突变/Mb（第75百分位数）2L+: ≥9.9个突变/Mb（第50百分位数）≥17.1个突变/Mb（第75百分位数）	1L, TMB≥ vs <9; TMB≥ vs <13.5: OS: HR 0.79（0.39~1.58）；HR 0.45（0.17~1.16）（NS）PFS: HR 0.58（0.36~0.94）；HR 0.53（0.3~0.97）；ORR: 28% vs 13%; 25% vs 20% 2L+, TMB≥ vs <9.9; TMB≥ vs <17.1: OS: HR 0.87（0.65~1.16）0.7（0.49~1.00）；PFS: HR 0.64（0.5~0.8），0.5（0.38~0.67）；ORR: 25%/14%, 29%/16%
POPLAR[46]	PFS、OS、ORR	Foundation Medicine F1 assay	92	阿替利珠单抗（2L+）vs 多西他赛，PD-L1未选定	未指明	肿瘤	≥9.9个突变/Mb（第50百分位数）≥15.8个突变/Mb（第75百分位数）	阿替利珠 vs 多西他赛，所有患者；TMB≥9.9; TMB≥17.1: OS: HR 0.65（0.38~1.12）；HR 0.48（0.23~1.04）；PFS: HR 0.98（0.15~1.67）；0.5（0.63~1.53）0.49（0.25~0.93）；0.49（0.19~1.3）；ORR: 13% vs 15%; 20% vs 4%; 20% vs 8%

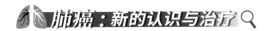

临床试验	临床结果	测序分析方法	NSCLC患者数量	治疗方式	基因变异类型	样本类型	TMB阈值（理论基础）	结果关联
CheckMate-568[52]	ORR	FoundationOne CDx	98	纳武利尤单抗加伊匹木单抗	每Mb检查的基因组突变（包括同体细胞突变，不包括驱动事件）的数量	肿瘤	10个突变/Mb（截止性能）	TMB≥ vs <10：ORR 44% vs 12% TMB和ORR的AUC为0.73
CheckMate-227[45]	PFS（1ary）、OS(2ary)	FoundationOne CDx	299（139 vs 160）	纳武利尤单抗加伊匹木单抗 vs 化疗	所检查的每Mb基因组的所有体细胞突变（包括同义突变，不包括驱动事件）	肿瘤	10个突变/Mb（来自CheckMate-568）	TMB≥10：纳武利尤单抗加伊匹木单抗 vs 化疗；1年PFS：42.6% vs 13.2%，HR 0.58（95% CI 0.41~0.81，P<0.001）。TMB<10：纳武利尤单抗加伊匹木单抗 vs 化疗；1年PFS：25% vs 17%，HR 1.07［95% CI 0.84~1.35（NS）］；OS报告不显著
			150（71 vs 79）	纳武利尤单抗 vs 化疗			13个突变/Mb（未说明基本原理）	TMB≥13：纳武利尤单抗 vs 化疗；中位PFS 4.2个月 vs 5.6个月，HR 0.95（97.5% CI，0.61~1.48，P=0.78）。TMB≥10：纳武利尤单抗 vs 化疗；中位PFS 7.1个月 vs 4.2个月，HR 0.75（95% CI，0.53~1.07）
POPLAR/OAK[36]	PFS, OS; OS, PFS	Foundation Medicine F1 assay	794（211+583）	阿替利珠单抗（2L/3L） vs 多西他赛	所检查的每Mb基因组的所有体细胞突变（包括同义突变，不包括驱动事件）	血液	≥16个突变（bTMB基因检测分析性能）	POPLAR，TMB≥16：阿替利珠单抗 vs 化疗；PFS HR 0.57（0.33~0.99），OAK，bTMB OS HR 0.56（0.31~0.99）OAK，TMB≥16：阿替利珠单抗 vs 化疗；PFS HR 0.65（0.47~0.92），OS HR 0.64（0.44~0.92）

续表

临床试验	临床结果	测序分析方法	NSCLC患者数量	治疗方式	基因变异类型	样本类型	TMB阈值（理论基础）	结果关联
		Foundation Medicine F1 assay	460	度伐利尤单抗 vs 度伐利尤单抗加替西木单抗 vs 化疗	所检查的每Mb基因组的所有体细胞突变（包括同义突变，不包括驱动事件）	肿瘤	≥10个突变/Mb（CheckMate-227）	TMB≥10: 度伐利尤单抗 vs 度伐利尤单抗加替西木单抗 vs 化疗：中位OS 18.6个月 vs 16.6个月 vs 11.9个月，HR 0.7（95% CI，0.47~1.06）和HR 0.72（95% CI，0.48~1.09）TMB<10: 度伐利尤单抗 vs 度伐利尤单抗加替西木单抗 vs 化疗：中位OS 10.1个月 vs 8.4个月 vs 13.8个月，HR 1.26（95% CI，0.9~1.77），HRR 1.39（95% CI，1.00~1.92）
MYSTIC	OS、PFS	Guardant OMNI	809	度伐利尤单抗 vs 度伐利尤单抗加替西木单抗 vs 化疗	SN vs +indels	血液	≥20个突变/Mb（OS HR分析）	bTMB≥20: 度伐利尤单抗加替西木单抗 vs 化疗：中位OS 12.6个月 vs 21.9个月 vs 10个月，HR 0.72（95% CI，0.5~1.05），HR 0.49（95% CI，0.32~0.74）bTMB<20: 度伐利尤单抗加替西木单抗 vs 化疗：中位OS 11.0个月 vs 11.6个月，HR 0.93（95% CI，0.74~1.16），HR 1.16（95% CI，0.93~1.45）
Commercial use[29]	ORR、DCB、PFS	MSK-IMPACT	240	多样	每Mb检测的基因组的非同义突变	肿瘤	≥7.4个突变/Mb（第50百分位数）	TMB≥7.4 vs <7.4: DCB: 38.6% vs 25.1%，P=0.009
Commercial use[54]	OS, time on therapy, clinical benefit rate（CBR）	FoundationOne	1290	混合			≥20个突变/Mb（来自Goodman等[62]）	TMB≥20 vs <20：中位OS：16.8个月 vs 8.5个月，P<0.001（未提供HR）；治疗持续时间：7.8个月 vs 3.3个月，P<0.001 CBR：80.7% vs 56.7%，P<0.001

注：DCB=持久临床获益；PFS=无进展生存期；ORR=总体反应率；OS=总生存期；TMB=肿瘤突变负荷。

第二章

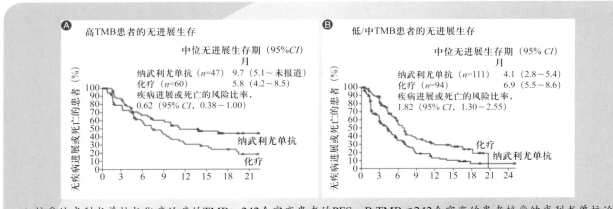

A.接受纳武利尤单抗与化疗治疗的TMB＞242个突变患者的PFS；B.TMB≤242个突变的患者接受纳武利尤单抗治疗与化疗的PFS对比。

图2-3　按肿瘤突变负荷分层的患者PFS探索性亚组分析

（转载自Carbone等[44]）

一线纳武利尤单抗（单药使用或联合CTLA-4抑制剂伊匹木单抗）与铂类双药化疗对既往未接受过化疗的晚期非小细胞肺癌患者的获益方面的作用[45]。TMB≥10个突变/Mb患者的PFS评估（由FoundationOne CDx panel而非WES评估）作为共性终点被纳入方案中，尽管这是在随机化后被添加到预备方案中。TMB≥10突变/Mb的纳武利尤单抗治疗患者的病情进展或死亡风险比为0.75，但并不显著（95% CI，0.53～1.07），PD-L1≥1%且TMB≥13突变/Mb的纳武利尤单抗治疗患者与化疗治疗患者之间也没有显著的PFS差异。

目前尚不清楚，TMB较高的纳武利尤单抗治疗患者无获益是否反映了与其他药物相比，TMB与纳武利尤单抗疗效之间的不同关联；或纳武利尤单抗总体无获益；或患者人群/研究设计的差异导致单药纳武利尤单抗总体无获益。这种不确定性反映出纳武利尤单抗未在一线非小细胞肺癌患者中显示获益的原因依旧存疑，需要进一步研究。

三、阿替利珠单抗

在三项Ⅱ期试验[46]中，对接受治疗的患者进行了PD-L1抑制剂阿替利珠单抗疗效与tTMB之间关系的回顾性评估：POPLAR[47]试验比较了阿替利珠单抗与多西他赛在PD-L1未选定的二线或三线患者中的疗效；BIRCH[48]/FIR[49]试验是对PD-L1表达≥5%的一线或二线阿替利珠单抗患者进行的单臂研究。TMB由Foundation Medicine F1 panel评

估。在接受BIRCH/FIR治疗的102例一线患者中，TMB≥9个突变/Mb（研究中位数）的患者与TMB＜9个突变/Mb的患者相比，PFS和ORR均有所改善；OS无显著差异。在371例接受二线或二线以后治疗的患者中，结果类似，TMB≥9.9个突变/Mb（研究中位数）的患者与TMB＜9.9突变/Mb的患者相比，PFS和ORR均有所改善。在POPLAR试验TMB≥9.9突变/Mb的患者中，与多西他赛相比，阿替利珠单抗可改善患者的PFS和ORR。使用Foundation Medicine F1诱饵组，以bTMB≥16作为阈值，对POPLAR和OAK试验中794例患者的bTMB进行分析后，也得到了类似的结果（表2-1）。

四、度伐利尤单抗、度伐利尤单抗联合替西木单抗

MYSTIC试验评估了PD-L1抑制剂度伐利尤单抗单药或联合CTLA-4抑制剂替西木单抗与化疗对未经治疗的晚期非小细胞肺癌患者的疗效[50]。根据PD-L1表达（＜25% vs ≥25%）和组织学（鳞癌 vs 腺癌）对患者进行分层，PD-L1高表达人群的主要终点为OS和PFS。初始分析未达到主要终点，在PD-L1高表达组中，ICI治疗患者的OS与化疗相比有所改善，度伐利尤单抗单药治疗OS的HR为0.76（97.54% CI，0.564～1.019，P=0.036），联合治疗OS的HR为0.85（98.77% CI，0.611～1.173，P=0.202）。在一项探索性亚

组分析中，根据Foundation Medicine F1检测法评估，tTMB≥10的患者接受度伐利尤单抗治疗的中位总生存期（median overall survival，mOS）为18.6个月，接受度伐利尤单抗联合替西木单抗治疗的mOS为16.6个月，接受化疗的Mos为11.9个月；度伐利尤单抗和度伐利尤单抗联合替西木单抗与化疗的HR分别为0.70和0.72，但未达到统计学意义。在tTMB<10的患者中，ICI与化疗相比没有获益。同样，根据Guardant OMNI检测法评估，bTMB≥20的患者，接受度伐利尤单抗治疗的mOS为12.6个月；接受度伐利尤单抗+替西木单抗治疗的mOS为21.9个月；接受化疗的Mos为10个月［度伐利尤单抗 vs 化疗的HR为0.72（95% CI，0.5～1.05）；度伐利尤单抗+替西木单抗 vs 化疗的HR为0.49（95% CI，0.32～0.74）］。在bTMB<20的患者中，不同治疗方案的OS没有差异。

五、纳武利尤单抗联合伊匹木单抗

TMB作为生物标志物在双检查点阻断剂治疗患者中的潜在作用通过CheckMate-012的一项对75例接受纳武利尤单抗加伊匹木单抗治疗的非小细胞肺癌患者的WES肿瘤的回顾性分析得到了证实。与SD/PD相比，CR/PR患者的TMB更高（中位273个突变 vs 114个突变，P=0.0004），与NDB相比，DCB患者的TMB更高（210个突变 vs 113个突变，P=0.0071）[51]。TMB≥158个突变（中位）患者的ORR、DCB率和PFS均有所改善（ORR 51% vs 13%，P=0.0005；DCB 65% vs 34%，P=0.011，PFS HR=0.41，P=0.0024）。将TMB作为预后预测指标的ROC分析显示，DCB和ORR的AUC分别为0.68和0.75。

CheckMate-568的进行证实了这一关联，并为进一步的前瞻性研究确定了TMB阈值[52]。这项开放Ⅱ期试验评估了纳武利尤单抗加小剂量伊匹木单抗治疗未经治疗的ⅢB/Ⅳ期非小细胞肺癌的疗效和安全性。在完成招募后，根据FoundationOne CDx panel评估的TMB作为次要终点被添加到疗效评估中。98例患者可评估TMB，95例患者可评估PD-L1表达和TMB。研究发现，PD-L1和TMB都是ORR的信息分类指标（PD-L1的AUC为0.70，TMB的AUC为0.73）。TMB≥10个突变/Mb时，

ORR趋于稳定［ORR 44% vs 12%（TMB<10个突变/Mb）］，TMB≥15个突变/Mb的患者没有额外的ORR获益，因此研究者选择10个突变/Mb作为临界值，但值得注意的是，他们似乎并没有使用ROC分析来生成这一临界值。TMB≥10与较高的ORR相关，与PD-L1表达≥1%或<1%无关。

10个突变/Mb这一临界值随后被应用于CheckMate-227，这是一项开放Ⅲ期试验，研究了一线基于纳武利尤单抗的方案在生物标志物选定的非小细胞肺癌人群中疗效的多种假设[45]。对原方案进行了修改，增加了一个共同主要终点，即评估通过FoundationOne CDx检测确定的TMB≥10个突变/Mb的患者使用纳武利尤单抗加伊匹木单抗与化疗相比的PFS。在444例TMB≥10突变/Mb的患者中，138例接受了伊匹木单抗+纳武利尤单抗治疗，160例接受了化疗。与化疗患者相比，接受伊匹木单抗和纳武利尤单抗治疗的患者PFS和ORR都有明显改善，其中，纳武利尤单抗加伊匹木单抗与化疗相比，ORR分别为45.3%和26.9%。病情进展或死亡的HR为0.58（95% CI，0.41～0.81，P<0.001）。在TMB<10的患者中，无论是无进展生存期还是总体反应率，ICI治疗均不占优势。值得注意的是，尽管CheckMate-227达到了主要终点，但一项中期探索性分析显示，与化疗相比，无论TMB高的患者（HR为0.77；95% CI，0.56～1.06）还是TMB低的患者（HR为0.78；95% CI，0.61～1.00），纳武利尤单抗加伊匹木单抗的OS都没有改善[53]。此后，根据CheckMate-227的PFS和OS阳性结果，伊匹木单抗联合纳武利尤单抗已被批准用于PD-L1>1%的非小细胞肺癌患者的一线治疗，独立于TMB。

六、真实世界分析

一些使用真实世界数据集进行的回顾性分析发现，较高的TMB与ICI治疗效果改善之间存在类似的关联。Rizvi等[29]在对240例接受ICI治疗的患者进行分析后发现，DCB或CR/PR患者的TMB分别高于NDB或PD患者。随着TMB百分位数临界值的增加，DCB的优势比和无进展生存的可能性也随之增加。在不同的TMB临界点上，DCB的ROC分析AUC值为0.601。Foundation

Medicine/Flatiron数据库对患者进行的类似回顾性分析表明，与TMB<20的患者相比，TMB≥20突变/Mb的ICI治疗患者的OS有所改善[54]（16.8个月 vs 8.5个月，$P<0.001$）。治疗时间（7.8个月 vs 3.3个月，$P<0.001$）和CR/PR或SD率（80.7% vs 56.7%，$P<0.001$）也有所改善。然而，与CheckMate-026[44]和CheckMate-568[52]不同的是，这两项研究的结果与PD-L1表达无关（图2-3），本研究中TMB≥20的PD-L1阴性患者并不比TMB<20的PD-L1阴性患者表现更好。

第四节　肿瘤突变负荷作为生物标志物的预测有效性

综上所述，这些研究提供了越来越多的证据，证明TMB越高，ICI治疗获益的可能性就越大（研究总结见表2-1）。值得注意的是，这种联系似乎适用于所有治疗线和特定药物。此外，其他癌症亚型（包括黑色素瘤、膀胱癌和头颈癌）的类似研究结果也支持这一推断，即这种关联描述了ICI反应的一个广泛（尽管不是普遍）特征[55-61]。

然而，在这些研究中，总体联系一致性背后存在着重要的差异。首先，结果和比较组的分析存在异质性；一些研究比较了高TMB与低TMB的ICI治疗患者，而另一些研究则比较了高TMB的ICI治疗患者与化疗患者的结果。如果要在临床上使用TMB来选择接受ICI而非化疗的患者，只有后一种分析能为这种方法提供直接证据。此外，这些分析中很多都没有显示出OS的获益，而且各研究在使用的结果衡量标准以及研究结果的程度和统计学意义方面也不一致。目前，尚不清楚这些差异是由于这些药物的不同疗效、不同的患者群体、PD-L1阈值或治疗方案的不同分层，还是TMB作为生物标志物在这些情况下的不同敏感性所致。TMB与这些因素之间的相互影响需要进一步研究，而且需要将TMB纳入研究设计的前瞻性临床试验，而不是对大部分阴性临床试验进行事后分析。

研究之间的另一个重要区别是如何确定和应用TMB阈值（见表2-1）。虽然大多数研究使用基于百分位数的阈值将其队列划分为TMB高与低的亚组，但实际选择的阈值从中位数（最常见）到第90百分位数不等[31, 54, 56, 62]。大多数分析都没有说明如何选择这些阈值，也没有讨论不同阈值应用时与应答关联如何变化。这种差异性使人们不清楚这些不同的阈值是否反映了测序方法和TMB算法的差异；对显示出显著差异的阈值的选择偏差；不同人群队列中TMB值分布的差异；或在如何使用TMB将患者分层为应答者与无应答者方面，存在有意义的特定背景差异。例如，与一线治疗相比，二线治疗中预测ICI获益的TMB阈值可能会有所不同，就像FoundationOne CDx检测的TMB值可能与WES不同一样（下一节将对此进行详细介绍）。

更广泛地说，对不同阈值如何影响应答关联进行了更深入探索的研究在以下方面存在差异：TMB与应答之间的关联是线性的，即值越高获益越多，或者存在一个拐点，超过该拐点后获益趋于平缓。在对CheckMate-568[52]的分析中，笔者发现15个突变/Mb的阈值与10个突变/Mb的阈值相比没有改善，而POPLAR/OAK[36]和MYSTIC[40]的bTMB分析发现，随着阈值的增加，HR值下降，因此他们分别提出了16个和20个突变/Mb的更高阈值。通过受试者操作曲线分析（ROC）[29, 41, 51-52]对作为"反应鉴别因子"的TMB进行更正式的定量分析，这与结果之间的关联没有明确的分界点这一观点基本一致。事实上，大多数ROC分析的AUC值为0.6～0.75，表明应答者和无应答者之间的区分度很弱，没有明显的拐点（图2-4）。这也说明TMB阈值的任何临床应用都可能会在灵敏性和特异性之间产生权衡，并证实了一个简单的观察结果，即在整个TMB谱中都存在应答者。因此，任何阈值的选定都必须在特定目标的临床背景下进行，这一背景还需考虑到替代疗法的相对疗效，并且如上所述，需要在前瞻性临床试验中进行评估。

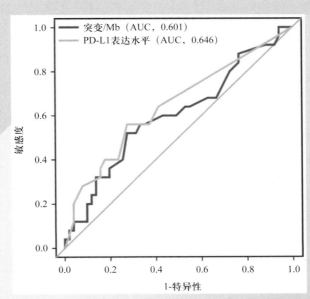

TMB的曲线下面积（AUC）=0.601，PD-L1的曲线下面积（AUC）=0.646。

图2-4　在不同肿瘤突变负荷和程序性细胞死亡配体1表达水平下，持久临床获益的敏感性与1-特异性的受试者操作特征曲线
（转载自Rizvi等[29]）

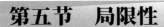

第五节　局限性

一、TMB标准化

将TMB作为临床生物标志物还存在其他实际限制。其中一个限制因素是不同研究中使用的TMB检测方法和阈值存在很大差异。由于基因panel大小和组成、突变检测流程、胚系突变过滤策略、质量控制指标、变异等位基因频率阈值和突变报告方法等方面的差异，测序测定可能会报告不同的突变。此外，不同的研究采用了不同的TMB计算算法；有些研究包括了所有非同义突变，有些研究包括了所有错义突变，还有些研究采用了具有自己专有算法的商业检测方法（例如，Foundation Medicine的TMB算法计算了所有体细胞突变，包括沉默突变，但减去了假定的驱动突变）。目前还不完全清楚这种差异如何影响一种检测方法与另一种检测方法相比所产生的数值，所以很难理解TMB阈值的异质性是反映了检测方法的差异，还是真正的临床差异。这也限制了TMB的临床应用，因为目前还不知道如何将一种检测方法得出的患者TMB值与另一种检测方法得出的已公布阈值进行比较。

就目前而言，任何已确定的阈值都可能需要针对特定的检测方法，研究人员和临床医师需要意识到一种检测方法的数值可能与另一种检测方法的数值不等同。不过，已经有人提出了统一算法[63]，QuIP和癌症研究之友联盟正在进行的合作努力将有助于确定变异的来源，并使不同检测方法的TMB标准化。

二、在常规临床实践中评估TMB的可行性

尽管越来越多的非小细胞肺癌基因靶向疗法使基于NGS panel的肿瘤基因检测越来越常见，但常规评估TMB的可行性仍然未知。事实上，迄今为止的临床试验数据表明，对足够组织的需求可能是一个重要的限制因素；在CheckMate-227中，1649份可用样本中只有1004份（60.9%）可进行TMB评估[45]。同样，在CheckMate-568[52]中接受治疗的288例患者中只有120例（42%）在PD-L1检测后有足够的组织可用，而在MYSTIC试验中随机抽取的1118例患者中有460例（41%）可进行tTMB评估[40]。

诚然，TMB评估只是在初始入组之后才被纳入这些试验中，但前期要求可能会使肿瘤组织取

23

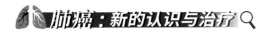

样更充分，测序成功率更高。然而，在这些试验中，肿瘤组织的可用性也是入组的先决条件，而在临床试验之外接受治疗的患者更不可能有足够的肿瘤组织；据估计，30%的患者在诊断时没有足够的肿瘤组织用于标准生物标志物检测，更不用说NGS所需的数量了[64]。

　　一种可避免使用大量肿瘤组织的潜在策略是使用bTMB。例如，在MYSTIC试验中，809例患者可进行bTMB评估，而352例患者可进行tTMB评估[40]，这表明血液的可用性高于组织。不过，如上所述，要充分了解血液和组织TMB检测之间的差异，还需要做更多的工作。虽然在POPLAR/OAK和MYSTIC试验中对血液和组织TMB的比较显示出总体正相关性[36, 40]，但每个bTMB值都有一个tTMB值范围，反之亦然，这表明从一种检测到另一种检测的映射并不完美。此外，Gandara等的分析表明，这些差异不太可能是由不同检测方法之间的技术差异造成的，而更可能是由肿瘤特征造成的，如血液中肿瘤DNA的数量（肿瘤脱落）和不同转移部位突变的差异（肿瘤内异质性），它们分别影响血液和组织中检测到的突变[36]。值得注意的是，由于这些特征取决于肿瘤和患者的特征，因此将bTMB的值转化为tTMB可能并不简单。此外，肿瘤脱落和肿瘤内异质性

本身也可能与预后有关[59, 65-67]。因此，有必要开展更多工作来了解bTMB和tTMB值差异的决定因素，以便更好地界定bTMB足够可靠的患者群体。这些因素表明，还需要对bTMB作为生物标志物的独立验证进行评估。正在进行的前瞻性临床试验，包括评估bTMB≥16个突变/Mb与<16个突变/Mb患者一线使用阿替利珠单抗疗效的B-F1RST试验，以及比较bTMB超过特定阈值的患者使用阿替利珠单抗与化疗PFS的BFAST试验[68]，将有助于评估bTMB的临床实用性。

第六节　应答相关的生物学基础

　　除这些实际的考虑因素外，TMB与结果相关的实际原因尚不清楚。主流假设认为TMB是新抗原负荷的替代物[69]，而新抗原负荷又与免疫原性更强的肿瘤相关。然而，目前还没有证据证实这一解释。计算机算法预测的新抗原载量与TMB密切相关（多项研究的R^2均大于0.9）[30, 41, 51, 59, 70]（图2-5），而且与反应的关系并不比TMB更密切[51, 58-59]，这表明新抗原预测在TMB本身之外增加的信息很少。此外，值得注意的是，大多数TMB算法，包括那些计算沉默突变（不产生新抗

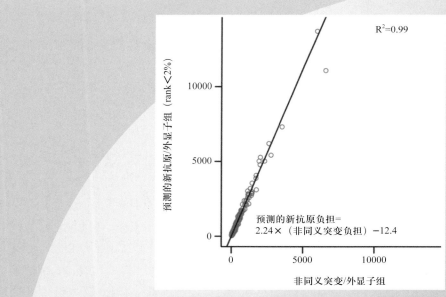

图2-5　预测的新抗原负荷（Y轴）与非同义突变负荷（X轴）之间的关系，线性回归排除了一个离群值（n=249）

（转载自Miao等[59]）

原）的算法[59]，都显示出相同的反应关联，这进一步表明TMB可能捕捉到了新抗原负荷以外的生物学特征。

对这些发现的一种可能解释是，重要的不是新抗原的绝对数量，而是与反应相关的新抗原亚群的某些特征，而这些特征本身在突变较多的情况下更有可能出现。与这一假设一致的是，在肉瘤小鼠模型[71-72]和对ICI有反应患者中，研究人员发现新抗原特异性T细胞的数量远远少于预测的新表位数量[27, 67, 73]。诱发反应的新抗原的一个可能区别特征是克隆性。研究发现，克隆新抗原（存在于所有癌细胞中）可改善非小细胞肺癌和黑色素瘤中TMB与ICI反应之间的相关性，而亚克隆新抗原在无反应者中占主导地位[67]。在另一项研究中，与CR/PR相比，PD患者的亚克隆突变比例更高，但值得注意的是，这一观察结果并不能解释所有TMB高的非应答者[59]。

另一种并非相互排斥的可能性是新抗原的抗原性也起着作用。有研究通过将新抗原肽序列与经实验验证为适应性免疫反应靶点的免疫表位序列进行比较，量化了新抗原的异质性[74-75]。对于已知致病性改变（如来自病毒的致病性改变）具有最高同源性的新抗原进行定量，以确定具有更多免疫原性新抗原的肿瘤，然后发现这些新抗原与ICI治疗后更长的生存期相关[74]。同样，与病毒相关的癌症以及胚系内源性反转录病毒异常表达的肿瘤与对检查点阻断的反应相关[70, 76, 78]。

有必要开展进一步研究，以了解TMB与反应之间普遍但不完美的联系是否基于这些或其他特征。通过结合质谱数据[79-80]或改进组织相溶性Ⅱ类复合物新表位预测[81]来改进新抗原预测技术的持续努力可能有助于证实TMB、反应和新抗原负荷之间的关联，并可能使我们进一步完善将哪些突变纳入TMB评估。

第七节　肿瘤突变负荷与免疫检查点抑制剂应答的其他生物标志物的整合

研究数据表明，虽然TMB与结果相关，但它并没有完全区分ICI应答者和无应答者。进一步的前瞻性研究将有助于确定TMB是否能为临床实践做出有意义的贡献，而进一步了解TMB与反应相关的原因可能有助于我们改进量化TMB的方法，从而提高其预测能力。然而，也有可能与基因组靶向疗法不同，TMB并不是一种决定性的反应生物标志物，它描述的是一种与其他肿瘤内在和外在特征相互作用的反应特征，这些特征共同决定了患者对ICI的反应或进展。

后一种可能性的证据来自将TMB与TME炎症标志物（如PD-L1表达）相关联的研究。在一项研究中，高TMB（TMB≥7.4突变/Mb）和高PD-L1（PD-L1≥1%）患者的应答率最高（PD-L1高/TMB高的ORR为50%；PD-L1高/TMB低的ORR为35.3%；TMB高/PD-L1低的ORR为29.4%；TMB低/PD-L1低的ORR为18%）[29]。CheckMate-026也显示了类似的结果，PD-L1表达≥50%且TMB处于上三分位数的患者应答率为75%，而TMB高/PD-L1低的患者应答率为32%；PD-L1高/TMB低的患者应答率为34%；两者均低的患者应答率为16%[44]。通过nanostring评估的γ-干扰素（interferon-γ，IFN-γ）基因表达谱（gene expression profile，GEP）是炎症TME的另一个标志物，它与TMB联合使用时也显示出最高的应答率（图2-6，文后彩插图2-6）[61]。有趣的是，尽管TMB应与抗原性更强的肿瘤相关联，从而与炎症更严重的TME相关联，但TMB已被发现与PD-L1表达和IFN-γ GEP独立无关[29, 44, 52, 61, 82]。

第八节　结论

TMB已被发现与多种治疗环境中ICI的反应有关，这使得人们对开发TMB作为临床生物标志物越来越感兴趣。然而，需要进一步的工作来确定应用TMB的最佳临床环境和阈值，并更好地了解TMB在何种情况下与OS的改善相关，而不仅是与治疗反应和PFS相关。如果要广泛应用这种生物标志物，还必须努力实现TMB评估的标准化，并验证基于血液的TMB检测方法。最后，开展深入研究以便更好地了解TMB与反应相关联的原因，并开发能将TMB与PD-L1或IFN-γ表达等其他连续评分的生物标志物相结合的模型，可能有助于提高这一潜在生物标志物的预测能力。

（张晨阳 译）

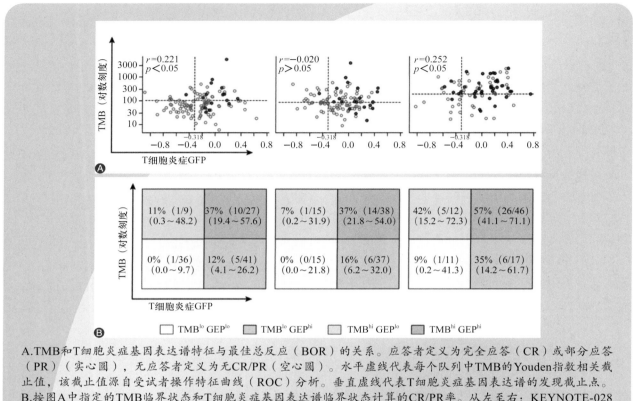

A.TMB和T细胞炎症基因表达谱特征与最佳总反应（BOR）的关系。应答者定义为完全应答（CR）或部分应答（PR）（实心圆），无应答者定义为无CR/PR（空心圆）。水平虚线代表每个队列中TMB的Youden指数相关截止值，该截止值源自受试者操作特征曲线（ROC）分析。垂直虚线代表T细胞炎症基因表达谱的发现截止点。
B.按图A中指定的TMB临界状态和T细胞炎症基因表达谱临界状态计算的CR/PR率。从左至右：KEYNOTE-028和KEYNOTE-012的泛癌队列（n=119）；KEYNOTE-012 B1和KEYNOTE-012 B2的头颈部鳞状细胞癌队列（n=107）；KEYNOTE-001和KEYNOTE-006的黑色素瘤队列（n=89）。

图2-6　多个患者队列中肿瘤突变负荷或T细胞炎症基因表达谱与抗程序性细胞死亡受体1反应的联合关系

（转载自Cristescu等[61]）

参考文献

扫码查看

第三章

液体活检：新技术和新证据

Daniel Morgensztern

【摘要】

液体活检是指在血液或其他液体标本中检测肿瘤来源的 DNA 片段、细胞外囊泡（extracellular vesicles，EV）和循环肿瘤细胞（circulating tumor cells，CTC）的一种微创检测方法。肺癌液体活检最常用的方法是循环肿瘤 DNA（circulating tumor DNA，ctDNA），可用于初始基因型分析和获得性靶向治疗耐药机制的检测。ctDNA 的其他潜在应用包括评估治疗反应和检测术后微小残留病变。与来源于死亡细胞的 ctDNA 相比，细胞外囊泡来源于活细胞，可提供更佳的癌症生物学评估。早期的研究表明，EV 和 ctDNA 检测靶向基因突变的敏感性相当。循环肿瘤细胞有助于评估治疗后肿瘤复发的风险。

关键词：非小细胞肺癌；液体活检；循环肿瘤 DNA；细胞外囊泡；循环肿瘤细胞

第一节 引言

传统的癌症分子检测常使用肿瘤原发部位或单一转移病灶的样本[1]。尽管组织活检是诊断和基因初始检测的"金标准"，但它也有局限性。穿刺活检可能导致并发症发生，难以获得足够样本进行基因检测，且常因肿瘤高异质性导致取样偏倚[2]。此外，尽管初始活检的基因突变特征可以用于指导靶向治疗，但肿瘤的突变谱会随时间而改变，特别是在使用靶向药物治疗的患者中。重复多次活检可能可以提供肿瘤演进的信息，但活检手术相关风险往往阻碍其临床应用。因此，液体活检是一种组织活检的替代方案。

液体活检是指对血液或其他液体标本检测肿瘤来源的DNA片段、细胞外囊泡和循环肿瘤细胞的一大类微创检测手段。

第二节 循环肿瘤DNA

细胞游离DNA（cell-free DNA，cfDNA）指在血液中游离于细胞外的DNA片段，其来源丰富。其中来源于肿瘤的cfDNA也被称为循环肿瘤DNA（circulating tumor DNA，ctDNA）[3]。在癌症患者中，ctDNA占整体cfDNA的比例很小且异质性大。尽管如此，由于ctDNA半衰期较短（约为1小时），因此患者的ctDNA水平可能与肿瘤负荷和治疗反应相关。

ctDNA在癌症患者中的应用包括分子检测、治疗反应评估、获得性耐药机制评估和术后微小残留病变（minimal residual disease，MRD）的检测。

ctDNA的检测方法包括目标等位基因特异性聚合酶链式反应（polymerase chain reaction，PCR）和下一代测序NGS。血浆中的ctDNA的检测取决于肿瘤DNA在血液中的释放量，因此血浆ctDNA基因检测与肿瘤脱落能力相关，而这又依赖于肿瘤负荷和可能的转移部位[4]。血浆ctDNA中基因检测还需要减少白细胞来源DNA的污染，并使用高敏感的基因分析技术。现有方法的主要挑战是血浆ctDNA较少，而非肿瘤细胞的cfDNA较多，且存在一些来源不清的变异。在分析cfDNA时需要考虑的另一因素则是意义不明的

克隆性造血（clonal hematopoiesis of indeterminate potential，CHIP）。克隆性造血是指来源于单个造血干细胞的血细胞发生扩增的现象，这不仅是血液肿瘤的特征，也可能在衰老过程中被检测到[5]。虽然CHIP不被认为是一种血液疾病，但它是演化为疾病的风险因素。对CHIP的特异性突变或标准缺乏一致的共识，但据估计，70岁以上的人群中CHIP多达15%，85岁及以上的人群则超过30%。在造血细胞中检测到这些非恶性突变可能会混淆ctDNA的分析结果。在一项评估221例非小细胞肺癌（NSCLC）患者的研究中，在cfDNA和外周血细胞中均检测到JAK2、TP53和KRAS G12X的突变，证实它们来自克隆造血，而不是肿瘤[6]。

第三节 非小细胞肺癌的初始分子检测

非小细胞肺癌，特别是肺腺癌的发生和发展，可能与一些可靶向基因组改变有关，包括表皮生长因子受体（epidermal growth factor receptor，EGFR）、BRAF V600E的突变，以及间变性淋巴瘤激酶（anaplastic lymphoma kinase，ALK）和ROS1基因的重排等。对有相应基因突变的患者进行靶向治疗，其治疗应答率和中位无进展生存期（PFS）明显高于标准的一线化疗，并具有更高的安全性[7-12]。虽然组织活检仍是标准检测方式，但一些患者可能没有足够的组织样本进行临床测序。识别此类患者的可靶向基因组改变对于指导临床治疗仍然非常重要。因此，ctDNA在替代传统分子检测、避免重复活检的风险方面，具有重要的临床价值。ctDNA检测的主要作用是为NSCLC患者评估可靶向基因组改变。

Kimura和同事使用Scorpion探针扩增阻滞突变系统（amplified refractory mutation system，ARMS）技术检测血清的EGFR 19外显子缺失或L858R突变，该基因突变与第一代EGFR酪氨酸激酶抑制剂（tyrosine kinase inhibitor，TKI）吉非替尼治疗获益相关[13]。其他使用Scorpion-ARMS平台的研究显示，该技术检测EGFR 19外显子和L858R突变的敏感性为43%～85%[13-15]。其他检测的新平台还包括：高灵敏度的微滴式

数字聚合酶链式反应（droplet digital polymerase chain reaction，DDPCR）和磁珠乳液扩增法（beads，emulsions，amplication and magnetics，BEAMing）。在ASSESS研究中，1288例转移性非小细胞肺癌患者的配对组织和血浆之间的 *EGFR* 突变状态一致性为89%[16]。在这项研究中，最常用的血浆检测方法是Cycleave、QUIAGEN therascreen和Roche cobas。最近，NGS平台如Guardant360和InVision可实现更广泛的基因组改变和重排检测，敏感性在67%~100%[17-20]。无创性与侵入性肺部评估研究是一项包含307例患者的多中心研究，该研究使用Guardant360方法检测未经治疗的晚期非小细胞肺癌的ctDNA中8种基因突变并与组织活检基因分型结果进行比较（*EGFR* 突变、*ALK* 融合、*ROS1* 融合、*BRAF* V600E突变、*RET* 融合、*ERBB2* 突变、*MET* 14外显子跳跃和 *MET* 扩增、*KRAS* 突变）[21]。在282例可分析的患者中，ctDNA的周转时间明显快于组织检测（9天 *vs* 15天，$P<0.0001$）。60例患者的组织活检及77例患者的ctDNA检测发现了8种突变之一（21.3% *vs* 27.3%，$P<0.0001$）。在60例组织活检基因突变阳性的患者中，48例（80%）ctDNA阳性，而在组织活检基因突变阴性肿瘤患者中，29例ctDNA阳性。经过ctDNA检测，基因突变阳性的患者由原先仅由组织活检发现的60例增加到89例。此外，该研究表明，67%的患者可经组织活检检测到靶基因突变，而随后的ctDNA检测则会发现额外33%患者的靶基因突变。若一开始就采用ctDNA检测则可以一次性发现87%的靶基因突变。由于周转时间短、与组织基因分型具有良好的相关性以及相似的检出率，采用"血浆优先"的方法有助于更快地进行靶向治疗决策，尤其是针对肿瘤负荷高、在医疗机构外活检且未进行基因分型的患者中。

第四节 靶向治疗获得性耐药机制的检测

几乎所有患者在初始靶向治疗有效后最终会发展成获得性耐药。对于接受早期EGFR TKI治疗的患者，最常见的获得性耐药机制是20外显子第790位点由蛋氨酸替代苏氨酸（T790M）[22-23]。自第三代EGFR抑制剂奥希替尼对获得性 *EGFR* T790M突变的患者有效后，治疗期间的重复分子检测成为治疗 *EGFR* 突变非小细胞肺癌的重要环节[24]。尽管最初的检测方法是通过重复的组织活检，但ctDNA已经成为一种更可行的替代方法。在Ⅰ期AURA研究的探索性剂量递增和扩大分析中[24-25]，*EGFR* 突变的非小细胞肺癌患者接受奥希替尼治疗，此外，研究者对使用BEAMing的血浆基因检测与组织基因检测进行了对比[26]。158例经组织检测基因突变阳性的患者中有111例（70%）检测到血浆 *EGFR* T790M突变。组织检测T790M阳性患者的客观缓解率（objective response rate，ORR）为62%，血浆基因检测T790M阳性患者的ORR为63%，两组患者的中位PFS均为9.7个月。这项研究结果表明，血浆基因检测可作为初步检测手段。无论是哪一种检测方法，在T790M阳性的情况下，接受奥希替尼治疗的患者的疗效相似，因而不需要重复组织活检。相比之下，血浆基因检测阴性的患者由于存在假阴性结果的风险而需要进行组织活检，特别是在没有可检测到的 *EGFR* 敏感突变的情况下。

FLAURA研究结果显示，与吉非替尼或厄洛替尼相比，奥希替尼治疗 *EGFR* T790M突变患者可以明显改善中位PFS和中位总生存期（OS），因此，检测 *EGFR* T790M突变获得性耐药的重要性逐渐降低[9, 27]。然而，与第一代EGFR TKI相似，使用奥希替尼治疗的患者几乎都出现了获得性耐药。在接受奥希替尼治疗的患者中已经检测到几种耐药性机制，包括额外的 *EGFR* 突变（*EGFR* C797S，*EGFR* G724S）、其他基因突变（*BRAF* V600E，*KRAS*）、融合（*RET*，*BRAF*）和扩增（*MET*，*ERBB2*）[28]。这些突变均可通过ctDNA检测，具有潜在的治疗意义[29]。

与 *EGFR* 突变类似，*ALK* 重排的患者通常对ALK抑制剂最初有效而最终发展为耐药，其耐药机制主要包括靶基因改变，包括 *ALK* 突变或扩增，以及靶基因非依赖的机制[30]。尽管第一代ALK TKI克唑替尼治疗后耐药突变发生的频率较低，但在大多数接受第二代ALK抑制剂包括塞瑞替尼、阿来替尼和布加替尼治疗的患者中，都会出现获得性耐药。临床前数据还表明，一些突变可能与某些第二代药物的耐药有关。此外，*ALK* G1020R突变是第二代ALK抑制剂获得性耐药最常见的机制，但其仅对第三代ALK TKI劳拉替尼敏感[31]。在使用Guardant360对组织和ctDNA检测的一项Ⅱ期试验的计划性分析中，无论是通过组织还是ctDNA，存在*ALK*突变的患者在既往接受一种或多种二代ALK TKI治疗后，更有可能对劳拉替尼治疗有响应[32]。相反，*ALK*突变缺失是一种*ALK*非依赖的耐药机制，可以降低对ALK TKI的治疗响应。这些发现是临床试验ALK Master Protocol 的基础，该试验目前正在招募第二代ALK TKI治疗后肿瘤进展的患者，并使用血浆和组织基因检测结果来确定随后的治疗方案。

第五节　微小残留病变的检测

ctDNA可检测到影像学无法发现的显微镜下残留和隐藏的转移病变，因此可用于评估微小残留病变[33]。手术前后ctDNA水平的变化可预测肿瘤的复发，因而该发现在接受手术治疗的患者中尤为重要。TRACERx研究从接受手术治疗的早期非小细胞肺癌患者中收集了肿瘤组织和血浆ctDNA。组织检测显示，肿瘤内异质性与术后复发或死亡风险增加相关[34]；ctDNA研究则对患者使用多重PCR分析检测靶向克隆和亚克隆单核苷酸变异（single-nucleotide variants，SNV）[35]。在96例患者中，有46例（48%）术前至少检测到2个SNV，12例患者检测到单个SNV。与腺癌（11/58）相比，ctDNA在鳞癌（30/31）中检出率更高，这在Ⅰ期肿瘤中亦然（鳞癌16/17，腺癌5/39）。除组织学类型外，淋巴/血管侵袭和高Ki67增殖指数是ctDNA阳性的独立预测因素。在ctDNA阳性的患者中，所有病例中均存在克隆SNV，而在27例患者（68%）中检测到亚克隆SNV。计算机断层扫描（computer tomography，CT）显示的肿瘤体积和病理标本测量的肿瘤大小均与平均克隆变异等位基因频率（variant allele frequency，VAF）相关。该研究的纵向阶段包括

24例患者的术前和术后ctDNA样本，前2年每3个月随访1次，之后每6个月随访1次。中位随访时间775天后，14例患者出现肿瘤复发。14例复发患者中有13例患者（93%）检测到至少两个SNV，而10例未复发患者中仅有1例患者（10%）检测到至少两个SNV。ctDNA检测与CT扫描复发的中位间隔为70天。通过基于深度测序的癌症个性化分析，ctDNA可以在更多早期非小细胞肺癌患者中被检测到。在一项评估40例Ⅰ~Ⅲ期肺癌患者的研究中，包括37例非小细胞肺癌和3例小细胞肺癌，检测到ctDNA的患者中36个月肿瘤无进展比率为0，没检测到ctDNA患者则为93%[36]。在随后研究中，使用该方法发现48例Ⅰ期患者中有20例（42%）检测到ctDNA，Ⅱ期患者中有14例（82%）检测到ctDNA，Ⅲ期患者中有14例（88%）检测到ctDNA[37]。该研究还发现，治疗前ctDNA高水平与较低的无复发生存率相关，在肺癌整体水平［危险比（HR）4.48，$P=0.0004$］及Ⅰ期肺癌患者（HR 9.3，$P=0.0004$）中均存在该现象。

第六节　小细胞肺癌

小细胞肺癌（small cell lung carcinoma，SCLC）约占肺癌患者的13%，其特点是快速倍增时间和早期远处转移[38]。尽管一线治疗有效，几乎所有的患者最终都会肿瘤进展，随后的治疗大多不尽如人意[39-41]。全面描述SCLC的耐药机制有助于研发新型治疗手段，但重复组织活检则具有巨大挑战性。大多数复发的SCLC患者有明显症状，需要及时治疗，因而治疗耐药SCLC的组织样本非常有限[42]。一项回顾性研究评估了2014年至2017年收集的564例患者的609份样本，并通过Guardant 360分析其ctDNA[43]。其中552个样本（90.6%）中至少检测到一个非同义突变或扩增。样本分为初次诊断时收集的初始样本和复发时收集的复发样本，复发样本等位基因频率较高，而非同义突变或扩增的数量没有差异。复发样本雄激素受体基因改变的频率更高（14% *vs* 2%，$P<0.05$），其突变和扩增主要发生在女性中。

在DNA修复基因（*BRCA1*、*BRCA2*、*ATM*）、*ARID1A*、*BRAF*、*MET*和*ERBB2*中检测到潜在的可靶向或预测特异性治疗反应的基因组改变。ctDNA在SCLC中的另一个可能的应用是作为一种快速、无创的肿瘤负荷监测手段。在一项评估27例SCLC患者的前瞻性研究中，使用定制的SCLC特异性基因panel对ctDNA进行检测，并发现14个基因变异[44]。80%的患者中检测到ctDNA，常见的基因变异包括*TP53*（70%）和*RB1*（52%）。等位基因频率和拷贝数的改变与隐匿性疾病及影像学上未检测到的复发相关。

第七节　细胞外囊泡

细胞外囊泡是指在细胞活化、损伤和细胞应激时进入细胞间隙或血液循环的由细胞释放的脂膜包裹颗粒[45]。细胞外囊泡参与多种生理功能，包括凝血、免疫、干细胞分化、组织再生和血管生成。细胞外囊泡可能包含致癌基因的mRNA转录本和具有癌症驱动突变基因的DNA片段。细胞外囊泡分为两大类：外泌体和脱落的微囊泡。外泌体和ctDNA之间的一个重要区别是：ctDNA来源于死亡的细胞，而外泌体来源于活细胞，这可能可以更好反映癌症生物学行为。一项前瞻性研究比较了43例晚期癌症患者的血浆外泌体核酸（exosomal nucleic acids，exoNA）和ctDNA，其中包括6例进行了组织活检基因检测的非小细胞肺癌患者[46]。95%患者的血浆exoNA样本、92%患者的DDPCR和97%患者的BEAM ctDNA检测中发现了*EGFR* 19外显子缺失、*EGFR* L858R突变、*BRAF*突变、*KRAS* G12C突变和*KRAS* G12D突变。在根据中位等位基因频率（median allele frequency，MAF）细分时，exoNA中高MAF和低MAF患者的中位OS分别为11.8个月和5.9个月（*P*=0.006）。该结果在接受DDPCR（8.5个月 *vs* 5.9个月，*P*=0.023）和BEAMing（7.4个月 *vs* 6.5个月，*P*=0.06）检测的患者中也类似，尽管OS更低。TIGER-X是一项评估第三代EGFR TKI罗西替尼治疗*EGFR*激活突变患者的研究，该研究进一步对有匹配组织和治疗前血浆样本的患者采用BEAMing评估ctDNA，并检测exoNA[47]。exoNA检测*EGFR*激活突变和*EGFR* T790M突变的

敏感性分别为98%和90%，ctDNA的敏感性则分别为82%和84%。

第八节　循环肿瘤细胞

循环肿瘤细胞（circulating tumor cells，CTCs）可在癌症患者的血液中发现，可能起源于原发肿瘤或转移部位，并被认为是转移性种植的原因[48]。

在一项评估92例接受立体定向放射治疗的Ⅰ期非小细胞肺癌患者的研究中，38例（41%）在治疗前循环肿瘤细胞呈阳性[49]。治疗前以≥5 CTCs/mL作为截断值可预测淋巴结或远处转移的风险增加。CellSearch循环肿瘤细胞研究对2003—2017年的550例晚期非小细胞肺癌患者汇总分析，将≥2 CTCs和≥5/7.5 mL作为截断值时，CTC是PFS和OS的独立预后指标[50]。

第九节　结论

与组织活检相比，液体活检有几个优势，包括周转时间迅速、安全性高、检测肿瘤异质性效果好。ctDNA在初始基因分析中具有确切的作用，可用于靶向治疗获得性耐药性机制的检测，且能避免重复活检的风险。细胞外囊泡和循环肿瘤细胞暂未被批准用于非小细胞肺癌患者的临床决策。

（李经纬　译）

参考文献

扫码查看

第四章

奥希替尼在 *EGFR* 突变型非小细胞肺癌中的作用：临床实践和耐药机制

Ashita Talsania，Janie Zhang，Frederick H. Wilson

【摘要】

EGFR 致癌突变可在部分非小细胞肺癌中被检测到。这些突变可导致 *EGFR* 激活并促进细胞存活和增殖通路的上调。*EGFR* 小分子抑制剂的研发改变了晚期 *EGFR* 突变非小细胞肺癌患者的治疗模式。本章对第三代 *EGFR* 抑制剂奥希替尼在晚期非小细胞肺癌辅助治疗中的临床应用进行回顾。与其他靶向治疗一样，奥希替尼耐药限制了其在肿瘤治疗中的疗效。本章总结了已报道的奥希替尼获得性耐药机制和克服治疗耐药的潜在策略。耐药机制的异质性（包括继发性 *EGFR* 突变和各类 *EGFR* 非依赖突变）是 *EGFR* 突变非小细胞肺癌治疗的主要挑战。

关键词：表皮生长因子受体；靶向治疗；*EGFR* 抑制剂；奥希替尼；获得性耐药性；辅助治疗

*EGFR*的激活突变是非小细胞肺癌（non-small cell lung carcinoma，NSCLC）的一个重要治疗靶点。高加索人群中约20%的肺腺癌中存在*EGFR*突变[1-2]；而亚洲人群的突变率约50%[1, 3]。*EGFR*突变在轻度吸烟者或不吸烟者中更为常见，北美非吸烟者中约47%有*EGFR*突变[1, 4]。北美人群女性肺腺癌*EGFR*突变率相比于男性更高（28% *vs* 19%）。

19外显子框内缺失导致的激活突变占*EGFR*突变的45%。21外显子中的L858R错义突变占激活突变的40%～45%，其余10%涉及18和20外显子的突变[5]。大多*EGFR*激活突变对FDA批准的EGFR TKI敏感。20外显子插入突变相对罕见，目前相应的抑制剂正在临床研发中[6-7]。EGFR TKI的获得性耐药性很常见，50%～60%对第一代和第二代抑制剂耐药的肿瘤存在继发*EGFR* T790M突变[8-12]。T790M突变通过增加*EGFR*对ATP的亲和力来产生耐药性[11]。

第一节　奥希替尼的临床应用

奥希替尼是第三代EGFR抑制剂，能够不可逆地抑制两种*EGFR*激活突变（L858R，19外显子缺失）和T790M突变[8]。奥希替尼可通过血-脑屏障，且并发症可控[13]。

Ⅰ/Ⅱ期AURA试验证实了奥希替尼对二代EGFR TKI治疗后T790M突变的晚期非小细胞肺癌患者有效。在这项纳入了253例患者的研究中，奥希替尼的治疗有效率为61%，中位无进展生存时期（progression-free survival，PFS）为9.6个月[14]。在Ⅲ期AURA3试验中，419例接受第一代或第二代EGFR TKI产生T790M突变的患者随机接受奥希替尼或卡铂/顺铂+培美曲塞治疗。接受奥希替尼治疗的患者的中位PFS为10.1个月，而化疗中位PFS仅4.4个月。在6个月时，奥希替尼组中69%的患者存活且无进展，双药化疗组仅37%。在12个月时，奥希替尼组有44%的患者存活且无进展，而双药化疗组仅10%。奥希替尼在客观缓解率（objective response rate，ORR）也有显著优势（奥希替尼71% *vs* 双药化疗31%），*P*<0.001[15]。

奥希替尼作为一线治疗，其有效性也已得到证实。在一项Ⅰ期临床试验中，60例既往未经治疗的*EGFR*突变晚期非小细胞肺癌患者接受了80 mg或160 mg剂量的奥希替尼治疗，其ORR为77%，中位PFS为20.5个月[16]。在Ⅲ期FLAURA研究中，556例未经治疗的*EGFR* L858R或19外显子缺失的晚期非小细胞肺癌患者接受奥希替尼或第一代EGFR TKI吉非替尼或厄洛替尼治疗。奥希替尼治疗组的中位PFS为18.9个月，第一代EGFR TKI组为10.2个月；奥希替尼组18个月的生存率为83%，第一代EGFR TKI仅71%。此外，不同种族（亚洲人和非亚洲人）、突变类型（L858R和19外显子缺失）、中枢神经系统（central nervous system，CNS）转移状态均可观察到获益。奥希替尼组的ORR为80%，而第一代EGFR TKI为76%。奥希替尼组的中位OS为38.6个月，而第一代EGFR TKI组仅31.8个月[17]。基于以上数据，FDA于2018年4月批准将奥希替尼用于*EGFR*突变的晚期非小细胞肺癌患者治疗。

第二节　在中枢神经系统和软脑膜病变中的有效性

与第一代EGFR TKI相比，奥希替尼可改善CNS症状并降低进展风险。奥希替尼在对第一代和第二代EGFR TKI耐药的软脑膜细胞小鼠模型中显示具有良好治疗效果[18]。奥希替尼在既往EGFR TKI治疗失败后的难治性软脑膜病变中具有良好疗效，且在脑脊液T790M阳性的病例中更有效[19]。在以CNS无进展生存为主要目标的FLAURA亚组分析中显示，奥希替尼一线治疗与第一代EGFR TKI相比，CNS的PFS显著改善，进展的风险降低了52%[20]。

第三节　奥希替尼用于辅助治疗

ADAURA研究评估了奥希替尼在辅助治疗中的安全性和有效性。这是一项双盲的Ⅲ期临床试验，682例经过手术切除治疗的ⅠB、Ⅱ或ⅢA期*EGFR*突变型非小细胞肺癌患者随机接受为期3年奥希替尼或安慰剂治疗。患者在必要时可接受辅助化疗。该研究的主要终点是无病生存期。接受奥希替尼治疗的患者在24个月时未复发的比例为89%，而接受安慰剂治疗的患者仅52%，危险比（HR）为0.20。此外，接受奥希替尼治疗的患者在24个月时没有CNS病变的比例为98%，而接受安慰剂治疗的患者仅为85%，HR为0.18。基于以上结果，FDA于2020年12月批准奥希替尼用于ⅠB、Ⅱ和ⅢA期*EGFR*突变非小细胞肺癌患者的术后辅助治疗[21]。

第四节　奥希替尼耐药

TKI已经彻底改变了晚期非小细胞肺癌患者的治疗方法。不幸的是，对这些疗法的获得性耐药是常见的，奥希替尼也不例外。奥希替尼是目前在美国被广泛应用于*EGFR*突变型晚期非小细胞

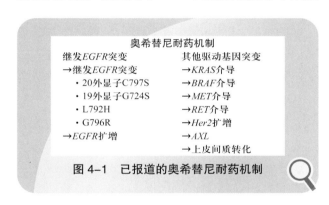

图 4-1　已报道的奥希替尼耐药机制

肺癌的首选一线治疗方式，耐药性是限制其疗效的重要挑战，如图4-1所示。

一、获得性继发性 *EGFR* 突变

有10%~19%的奥希替尼耐药患者中会发生继发性*EGFR* C797S突变[22-26]。该突变主要位于ATP结合位点，阻止与奥希替尼的共价结合。C797S与T790M突变无论顺式（在同一等位基因上）或反式（在不同等位基因上），均存在重要意义[24, 27-28]。如果T790M和C797S均为反式的，则肿瘤对第一代和第三代TKI联合用药敏感，但对第三代TKI耐药。如果T790M和C797S均为顺式的，则肿瘤对所有的第一代/第二代/第三代TKI都耐药。如果奥希替尼一线治疗期间仅有*C797S*突

变，未出现*T790M*突变，则肿瘤细胞对第一代TKI敏感[28]。

细胞模型显示，抗*EGFR*抗体西妥昔单抗可用于克服C797S介导的耐药。*L858R/T790M/C797S*三重突变的EGFR蛋白以单体和二聚体的形式存在，而Ex19del/T790M/C797S则仅以单体的形式存在。西妥昔单抗可破坏EGFR的二聚体，从而抑制EGFR磷酸化及细胞生长。西妥昔单抗在体外实验对L858R/T790M/C797S有抑制作用。然而，还需更多体内实验以确定西妥昔单抗是否在克服C797S介导的耐药中发挥作用[24]。

酪氨酸激酶抑制剂布加替尼对ALK和EGFR均有抑制活性。在细胞中，布加替尼对Ex19del/T790M/C797S具有抑制作用，但对L858R/T790M/C797S的抑制活性较低。EGFR抗体西妥昔单抗或帕尼单抗可通过降低细胞表面上的EGFR表达，增强布加替尼的作用[27]。

第四代TKI EAI045是EGFR的变构抑制剂，它与ATP结合位点外的位点结合，因此不受C797S的影响。在L858R/T790M/C797S三突变的EGFR中，联合西妥昔单抗和EAI045有良好抗肿瘤作用，而在Ex19del/T790M/C797S中则没有明显疗效[29]。

G724S是一种继发性*EGFR*耐药突变，可以诱导EGFR的P环构象改变，降低奥希替尼的结合亲和力，常见于19外显子缺失的患者中[26, 30]。在19例*G724S*突变的奥希替尼耐药患者中，15例同时存在Ex19del，但均不存在L858R。此外，在耐药发生前的活检中，G724S突变未被检出。

G724S和Ex19del共突变较为罕见（E746-A750＞V，而不是经典的E746-A750del）。这种共突变组合可能导致EGFR二聚依赖激活增强。体外模型显示阿法替尼与Ex19del/G724S的结合不受影响，因而阿法替尼可能用于治疗G724S和Ex19del共突变的肿瘤[30]。

L792H和G796R也被报道是奥希替尼耐药的*EGFR*获得性突变之一。研究者在奥希替尼治疗后的患者肿瘤样本的基因组分析中发现该类突变，并在体外实验证明了该突变可通过抑制奥希替尼的共价结合，在T790M顺式结构下介导对奥希替尼的耐药[31]。

在由*EGFR* L858R驱动的肺腺癌转基因小鼠模型中，*EGFR* C797S和L718Q/V继发突变被发现可以介导奥希替尼耐药。L718Q/V突变几乎都发生在L858R驱动突变的患者中[32]。小鼠模型的临床前试验显示阿法替尼对L718Q突变肿瘤具有良好疗效[33]。

二、EGFR 扩增

据报道，*EGFR*扩增[25]存在于Ex19del和T790M的肺癌细胞系，并对第三代EGFR TKI罗西替尼获得性耐药[34]。这在一例Ex19del患者中最先被描述，该患者在使用厄洛替尼时出现T790M突变，随后出现了对奥希替尼的耐药性，并出现了两个肿瘤克隆：一个具有C797S，另一个具有*EGFR* Ex19del等位基因扩增[35]。这一临床经验与实验室数据一致，表明第一代或第二代TKI治疗后进展的患者的cfDNA中，较高水平的*EGFR*激活突变与对奥希替尼的治疗响应有较差相关[23]。

三、EGFR 非依赖的耐药机制

1. MET 介导的耐药

据报道，15%的奥希替尼耐药患者存在*MET*扩增[22-23, 25, 36-37]。1例*T790M*及L858R突变的患者在使用奥希替尼10个月后发生进展后发现T790M缺失和MET扩增[36]。临床前数据表明，EGFR TKI联合MET TKI是一种可能治疗具有MET驱动的*EGFR*突变获得性耐药的方法[37]。在评估奥希替尼和MET抑制剂赛沃替尼联合使用疗效的TATTON研究中，138例对第三代TKI获得性耐药且MET扩增的患者中，66例（48%）经治疗有效。该联合治疗可能是针对MET驱动的EGFR TKI耐药患者的一种潜在治疗选择[38]。

2. KRAS 介导的耐药

研究者在对奥希替尼耐药的肺癌细胞系研究中发现了*KRAS*的扩增[34]。MEK抑制联合IGF1R抑制可克服奥希替尼耐药细胞中KRAS扩增[34]。报道显示，在1例奥希替尼耐药同时T790M缺失的*EGFR*突变非小细胞肺癌患者中发现*KRAS* G12S激活突变[37]。

3. BRAF 介导的耐药

据报道，获得性BRAF融合（AGK-BRAF和PJA2-BRAF）存在于2%的经厄洛替尼或奥希替尼治疗后进展的患者中，且已被体外实验证实可介导EGFR TKI耐药[39]。在另一个细胞系中，与T790M缺失相关的奥希替尼耐药中发现了PCBP2-BRAF融合[22]。奥希替尼和MEK抑制剂（曲美替尼）联合治疗抑制了患者来源的EGFR Ex19del和PJA2-BRAF细胞系的生长[39]。基于奥希替尼获得性耐药且携带PCBP2-BRAF及T790M缺失的患者建立的细胞系对MEK抑制剂曲美替尼敏感，但对RAF抑制剂达拉菲尼和LXH245不敏感[22]。

4. RET 介导的耐药

研究者发现2例对EGFR TKI获得性耐药的患者（包括1例对奥希替尼耐药患者）存在RET融合。在EGFR抑制剂中加入RET抑制剂（BLU-667）后，2例患者肿瘤均得到缓解[22]。

5. HER2 扩增

HER2扩增是奥希替尼耐药的一种机制。研究显示1例奥希替尼获得性耐药且HER2扩增的患者接受HER2靶向抗体曲妥珠单抗治疗，病情稳定[36]。

6. 上皮－间质转化

第一代或第三代EGFR TKI获得性耐药的非小细胞肺癌细胞系表现出上皮–间质转化的特征，包括E-钙黏蛋白表达减少和波形蛋白表达增加。该特征可导致细胞极性的丧失和转移能力的增加[40]。AXL可以介导上皮–间质转化并在部分癌症患者中过表达[33]。在*EGFR*突变的肺癌细胞系中，AXL的高表达水平与EGFR TKI治疗的敏感性呈负相关。在肺癌细胞系中，AXL可被奥希替尼激活[41]。AXL抑制剂NPS1034和ASP2215可重塑*EGFR*耐药突变的肺癌细胞系对奥希替尼的敏感性。在AXL高表达的异种移植小鼠模型中，奥希替尼和NSP1034联合使用可诱导肿瘤消退并延迟耐药的发生。在表达AXL的奥希替尼耐药患者来源的异种移植（patient derived xenograft，PDX）模型中联合使用NSP1034和奥希替尼，肿瘤大小稳定[41]。

7. 小细胞肺癌转化

无论使用第几代TKI，3%～10%的EGFR TKI

耐药的患者中发生小细胞肺癌（SCLC）转化[42]。向SCLC的转化可能发生在病程中的所有时期，但通常发生在TKI治疗开始后的13～18个月[43-44]。这些肿瘤具有小细胞癌的组织学特征，包括神经内分泌分化。与传统的SCLC不同，SCLC转化常发生在非吸烟或轻度吸烟患者中，并且经常保留原始的*EGFR*突变，但它们对SCLC的常规化疗有反应[45]。

的标准一线治疗手段。奥希替尼存在许多潜在的耐药机制，包括继发性*EGFR*突变和独立于*EGFR*突变的其他基因变异。对部分耐药机制（如获得性RET融合或MET扩增），目前已有相应的靶点抑制剂进行治疗。但对于其他机制，目前尚无有效的治疗策略克服耐药。制定延迟或防止奥希替尼耐药发生的策略，对于最大限度地发挥EGFR抑制剂在晚期*EGFR*突变非小细胞肺癌患者的疗效非常重要。

（李经纬　译）

第五节　结论

在美国，奥希替尼是目前晚期*EGFR*突变肺癌

参考文献

扫码查看

第五章

免疫疗法：我们可以从获得性耐药中学到什么？

Michael J. Grant，Katerina Politi，Scott Gettinger

【摘要】

PD-1 抑制剂彻底革新了局部晚期和晚期非小细胞肺癌（non-small cell lung cancer，NSCLC）的治疗。对这些药物的反应可以是持久的，但大多数患者会在初始肿瘤消退或疾病长期稳定后产生耐药性。肿瘤局部治疗对于肿瘤进展局限于两个或更少部位的患者，也称"获得性寡耐药"（acquired oligo-resistance）的患者，可能是一种有效的手段。对于那些经历全身性进展的患者，基于免疫治疗的联合治疗策略正在探索当中。转化研究发现，新抗原丢失和抗原处理/提呈缺陷是介导非小细胞肺癌对 PD-1 抑制剂耐药的主要原因。在其他肿瘤类型中，IFN-γ 信号通路缺陷、替代免疫检查点通路的上调、各类肿瘤基因组或表观遗传学的改变均被证实与 PD-1 获得性耐药有关。在本章，我们提出了临床标准，强调了新的管理策略，对非小细胞肺癌患者 PD-1 抑制剂获得性耐药机制进行了讨论。

关键词： 免疫治疗；免疫检查点抑制剂；PD-1 抑制剂；CTLA-4 抑制剂；肺癌；获得性耐药；寡抗药；新抗原丢失；β₂ 微球蛋白；纳武利尤单抗；帕博利珠单抗；阿替利珠单抗；度伐利尤单抗；伊匹木单抗

第一节 引言

自2015年免疫治疗被批准进入临床以来，Ⅲ期不可切除非小细胞肺癌（NSCLC)以及Ⅳ期非小细胞肺癌的治疗形势已经发生了巨大的变化[1-4]。相比于经典的标准治疗方案，单独使用靶向PD-1轴的免疫检查点抑制剂（ICI）或其与化疗和/或另一种ICI伊匹木单抗（ipilimumab）的联合疗法为鳞状和非鳞状非小细胞肺癌患者提供了更好的长期生存获益[5-13]。然而，对PD-1抑制剂的耐药无疑成了影响晚期非小细胞肺癌总生存期（overall survival，OS）的主要障碍。耐药可分为两类，一类是在治疗起始阶段对ICI治疗没有反应，称为原发性耐药；另一类是最初从ICI治疗中获益，但伴随疾病进展治疗失效，称为获得性耐药。

对PD-1抑制剂受试者长期随访为研究PD-1抑制剂获得性耐药提供了新发现：尽管免疫应答是持久的，但在大多数情况下的免疫治疗初始反应是缺失的（表5-1）。在本章，我们将重点讨论获得性耐药，特别是对PD-1抑制剂的耐药。对获得性耐药概念进行定义后，将对现有文献进行剖析以更好地描述非小细胞肺癌的获得性耐药模式。我们旨在强调对这一异质人群的有效管理策略，并介绍在不同临床情况下解决获得性耐药的治疗框架。我们将对驱动非小细胞肺癌及其他恶性肿瘤免疫治疗获得性耐药的机制进行回顾。最后，我们将讨论未来研究的概念和策略。

第二节 获得性耐药的定义

对ICI的原发性耐药可简单定义为在初次使用ICI药物后未能达到肿瘤消退或疾病稳定。但对获得性耐药进行定义仍具有挑战性。在细胞水平上，获得性耐药性表现为从肿瘤消除状态或免疫平衡状态转变到肿瘤免疫逃逸状态。免疫逃逸的驱动因素可分为两类：一是抗肿瘤免疫细胞功能的获得性改变；二是阻止免疫介导的破坏/控制的肿瘤内源性改变。临床层面上，我们依据非小细胞肺癌患者对PD-1抑制剂治疗的初始应答对获得

性耐药进行分类。"初始应答后获得性耐药"描述了一类临床情境，是指患者初次使用PD-1抑制剂治疗后，首先出现部分缓解（partial response，PR）或完全缓解（complete response，CR），但在药物治疗期间或治疗结束后12周内发生了≥1个部位的疾病进展（表5-2）。此外，"初始长期稳定后获得性耐药"描述了另外一类临床情境，即患者经PD-1抑制剂治疗达24周且病情稳定，但药物治疗期间或治疗结束后12周内发生了≥1个部位的疾病进展。

表5-2 关于晚期非小细胞肺癌对PD-1抑制剂获得性耐药的定义

术语	临床场景
初始应答后获得性耐药	患者初次接受PD-1抑制剂治疗后出现部分或完全缓解，但在药物治疗期间或治疗结束后12周内发生了≥1个部位的疾病进展
初始长期稳定后获得性耐药	患者经PD-1抑制剂治疗，24周后疾病稳定，但药物治疗期间或治疗结束后12周内发生了≥1个部位的疾病进展
停药后进展	患者对PD-1抑制剂治疗出现部分缓解、完全缓解或疾病稳定≥24周，但药物治疗结束后12周后发生了≥1个部位的疾病进展
获得性寡耐药	获得性耐药≤2个部位
获得性系统进展耐药	获得性耐药>2个部位

一、基于初始应答的获得性耐药分类

一般来说，肿瘤显著缩小并符合实体肿瘤临床疗效评价标准（response evaluation criteria in solid tumors，RECIST）部分或完全缓解标准的患者被认为从ICI中获得初始临床获益[23-25]。对于保持长期疾病稳定（stable disease，SD）（稳定≥6个月）的患者来说，能否从ICI中获得初步临床疗效尚不明确。相比较于细胞毒性化疗的稳定临床疗效，来自CheckMate-017以及CheckMate-057长期临床试验汇总的6个月的长期重点分析数据显示，PD-1抑制剂对延长SD时间可能具有一定临床意义[15, 26]。这两项临床试验将接受过治疗但未接受过免疫治疗的晚期非小细胞肺癌患者随机分组为：接受PD-1抑制剂治疗组和接受基于多西他赛的标准化疗组。6个

表 5-1　在 PD-1 抑制剂的各种临床试验中获得客观缓解的晚期非小细胞肺癌患者的长期疗效数据

PD-1抑制剂	临床试验	人群	疗效标准	ORR（n/N）	最短随访时间（月）	24个月时的持续反应的百分比	中位缓解持续时间（月）	长期生存率（所有患者）	参考文献
Nivolumab（PD-1）	CA209-003	既往治疗的晚期非小细胞肺癌	RECIST v1.1	17.1%（22/129）	75.2	41	19.1	5年总生存率：15.6%；6年总生存率：14.7%	[14-16]
	CheckMate-017/057（Pooled Analysis）	既往治疗的晚期非小细胞肺癌	RECIST v1.1	ORR：19.6%（84/427）；6月随访时ORR：16.4%（70/427）	51.6	47（6个月随访后的时间节点）	19.9	5年合并总生存率017/057：13.6%	[15, 22]
	Keynote-001	PD-L1表达（≥1%）的晚期非小细胞肺癌（未经治疗的以及治疗队列）	irRC	未经治疗的：41.6%（42/101）治疗的：22.9%（103/449）	52	未报道	未经治疗的：16.8 治疗后的：38.9	5年总生存率：23.3%	[18]
Pembrolizumab（PD-1）	Keynote-010	治疗过的PD-L1表达晚期非小细胞肺癌	RECIST v1.1	18%（64/344）	35.2	未报道	未报道	3年总生存率：23%	[20]
	Keynote-024	未经治疗的PD-L1高表达（≥50%）的晚期非小细胞肺癌	RECIST v1.1	45%（69/154）	55.1	未报道	29.1	5年总生存率：32%	[5, 19, 21]
	Keynote-042	未经治疗的PD-L1表达（≥1%）的晚期非小细胞肺癌	RECIST v1.1	27%（174/637）	未报道（中位时间12.8）	48	20.2	2年总生存率：39%	[9]
Atezolizumab（PD-L1）	OAK	既往治疗的晚期非小细胞肺癌	RECIST v1.1	13.7%（84/613）	21	50	24	2年总生存率：31%	[17]
	IMPower-110	未经治疗的PD-L1表达（≥1%）非小细胞肺癌	RECIST v1.1	TC3 or IC3：38.3% TC2/3 or IC2/3：30.7%	0，（中位时间15.7）0，（中位时间15.2）	未报道	未测量 未测量	1年总生存率：64.9% 1年总生存率：60.7%	[13, 49]

注：Nivolumab：纳武利尤单抗；Pembrolizumab：帕博利珠单抗；Atezolizumab：阿替利珠单抗；RECIST v1.1，RECIST in Solid Tumors version 1.1，实体瘤疗效评价标准1.1版本；irRC：免疫相关反应标准，immune-related Response Criteria；NSCLC：非小细胞肺癌，Non-Small Cell Lung Cancer；ORR：总缓解率，Overall Response Rate；RR：Response Evaluation Criteria in Solid Tumors version 1.1 版本；TC3：肿瘤细胞表面PD-L1表达高于50%；IC3：肿瘤浸润免疫细胞表面PD-L1表达高于10%；TC2/3：肿瘤细胞表面PD-L1表达高于5%；IC2/3：肿瘤浸润免疫细胞表面PD-L1表达高于5%。

月结果显示：多西他赛组39%患者达到SD，而纳武利尤单抗组为24%。对6个月达到SD的患者4年随访结果显示：纳武利尤单抗组OS及无进展生存期（progression free survival，PFS）的比例分别是19%和14%，而多西他赛组则分别是2%和0%。

尽管接受PD-1抑制剂治疗的SD患者相比于接受基于多西他赛的标准化疗SD患者拥有更好的长期预后，但该结果与依据RECIST标准对PD-1抑制剂具有客观缓解的患者相比怎么样呢？CheckMate-017以及CheckMate-057数据分析显示，患者在6个月时的客观缓解（包括PR或CR）与保持SD的患者相比，疾病进展的危险比（hazard ratio，HR）为0.42（95% CI 0.27～0.65），4年的PFS分别为38%和14%。在不重叠的95%置信区间情况下，与6个月时处于SD的患者相比，在6个月时达到PR或CR的患者4年生存率显著提高（58% vs 19%）。同样的，在整个随访期间，纳武利尤单抗组中，相比于进展的人群，SD延长的人群死亡人数显著降低，HR为0.52（95% CI 0.37～0.71）。在接受了免疫治疗且SD≥6个月人群中仍然存在着异质性，一部分患者的反应较小，一些有惰性疾病的患者肿瘤进展缓慢，还有一些患者可能受益于免疫疗法调节作用，肿瘤生长稳定或减慢[23]。尽管在我们对获得性耐药的定义中纳入了SD延长的患者，我们仍旧将其与初始达到CR/PR的患者进行了区分（初始应答者）。这种区分不仅在预后方面有重要意义，更便于探究这些不同患者群间的结局差异，并且有可能在未来研发出工具对这部分患者进行更精准的识别及治疗。将稳定期延长的患者与以往研究中定义的出现RECIST反应的患者进行分层，有助于在临床研究中招募这部分对PD-1抑制剂获得性耐药的患者。

二、获得性耐药与停药后进展

基于PD-1抑制剂的高亲和力结合特性，我们将停药后进展定义为终止PD-1抑制剂治疗12周以后发生的进展。由于这些抗体与PD-1结合具有高度的亲和性，血清中的药物浓度并不能反映受体占有率。来自探索纳武利尤单抗在难治性实体瘤的I期试验临床前数据表明，第一次输注纳武利尤单抗后，受体结合率很高，平均持续时间85天才会开始下降[27]。因此，这些高亲和力抗体直接的PD-1拮抗作用不太可能在12周前显著减弱。在初始应答或长期保持SD后，在停药的12周以内发生的进展很有可能是与ICI抵抗有关，而不是与免疫微环境中PD-1阻断不足有关。此外，我们划定的12周截断值定义了治疗后进展的获得性耐药，可用于定义肿瘤对PD-1抑制剂的耐药性，与癌症免疫治疗协会（Society for Immunotherapy in Cancer，SITC）免疫治疗耐药工作组指南一致[24]。

尽管只有来自Keynote-010临床随机试验的分析数据，但有限的数据仍证明了区分获得性耐药与停药后复发的临床意义，该试验将接受过PD-L1抑制剂治疗的晚期非小细胞肺癌患者随机分配到帕博利珠单抗组和多西他塞组。14例患者接受帕博利珠单抗治疗初始有效，且完成了2年治疗的患者进行了再次治疗[20]。其中，7例患者在完成帕博利珠单抗治疗后的12周内发生了进展，只有1例患者再次治疗达到了客观缓解。在另外7例完成帕博利珠单抗治疗后12周发生了疾病进展的患者中，5例患者进行再次治疗后发生了再次缓解，总缓解率（overall response rate，ORR）为71%，所有患者在再次治疗后6个月达到了疾病控制（其中2例患者SD时间超过了6个月）。尽管我们不能基于这些有限的数据就得出确切的结论或截断值，但这些发现暗示了将获得性耐药从治疗后进展中分离出来的重要性。

第三节　对 PD-1 抑制剂获得性耐药的晚期 NSCLC 患者的临床观察

免疫治疗获得性耐药是一种具有异质性的现象，但回顾性研究有助于识别常见的发生模式。一项单中心的病例分析显示，26例晚期非小细胞肺癌患者在PD-1抑制剂初始的临床受益后发生了疾病进展。大多数患者在抗PD-1治疗后一年内发生了疾病进展（获得性耐药的中位时间为313天）[28]。仅3例患者（12%）在初次治疗后2年后才发生进展。大多数患者（77%，*n*=20/26）在疾病进展时正在接受PD-1抑制剂治疗。6例患者（23%）在疾病进展时已经停止了治疗，大多数患者停止治疗的原因是发生了免疫相关毒性事件。在这些患者中，有1例患者最后一次服用PD-1抑制剂到疾病进展的时间间隔少于3个月（40天），2例患者少于4个月（102天，110天）。所有23名在复发时进行活检的患者都保留了最初诊断时的非小细胞肺癌组织学亚型。复发常见于淋巴结，最常见的是寡进展——54%的患者在单个部位发生获得性耐药，89%的患者发生了≤2部位的复发。在一个包含57例从PD-1抑制剂获得初步临床获益的NSCLC患者的系列研究中，33例（58%）随后经历了疾病的进展[29]。33例患者在进展过程中均在接受PD-1抑制剂治疗。从首次接受CT扫描开始计算中位PFS为4.4个月。与上述患者类似，大多数（67%）患者在一个部位发生进展。20例（60%）患者在原有疾病部位进展，而不是发生新病变。值得注意的是，这项研究对获得性耐药的定义与我们的不同，研究者将初始临床获益定义为"在第一次CT扫描时，按照RECIST标准为SD、PR或CR。"本文的定义则不包括在第一次CT扫描时SD的患者，除非这些患者在24周的时候

仍然处于疾病稳定状态。

第四节　管理 PD-1 抑制剂获得性耐药的晚期非小细胞肺癌患者的概念

到目前为止，对免疫治疗获得性耐药患者的管理主要是经验性的。尽管学者们提出了几项措施，但其依据均是来自小规模单中心病例的文献报道[28-29]。随着对导致获得性耐药的具体机制有了更多的了解，我们有可能为个体或患者亚群定制全身性治疗方法。在图5-1中，我们提出了一种对PD-1抑制剂初始获益但随后复发患者的管理策略。

一、局部治疗

在获得性耐药局限于1～2个部位，即"寡耐药"的情况下，一种管理策略是针对局部进展进行局部治疗，而无须更改或开始新的全身治疗。这一方案也是对经TKI治疗，单个部位疾病进展且含有驱动基因突变的非小细胞肺癌患者的标准方案[30-34]。在先前讨论的26例患者中，15例获得

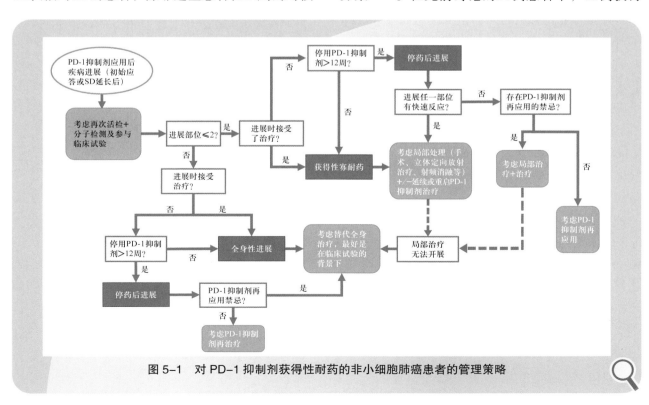

图 5-1　对 PD-1 抑制剂获得性耐药的非小细胞肺癌患者的管理策略

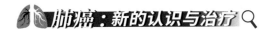

性寡耐药患者接受了局部治疗，未启动其他全身性治疗；其耐药后2年生存率为92%。相反，另外33例患者没有使用局部治疗[29]。22例患者中有2例（9%）患者针对局部进展接受了局部消融放射治疗，在文章发表时2例患者均经历了9个月的PFS，并未接受进一步的全身性治疗。

在这些患者中，局部治疗的效用不仅限于局部疾病控制。不同类型的局部治疗（如放射治疗、消融疗法）可能有额外的免疫启动效应，通过各种机制增强对PD-1抑制剂的全身反应。这些机制包括抗原释放和提呈的增强、肿瘤微环境（tumor microenvironment，TME）调节，以及靶向疾病部位的免疫转运增强[35-38]。这种远隔效应描述了一种现象，即局部治疗可在疾病的远隔部位诱发全身性反应。基础医学和临床前数据比临床试验更有力地支持了这一现象，并认为该效应是通过PD-1轴抑制增强的[39-42]。免疫治疗的时间和放疗的时机、剂量、照射部位及数量对PD-1抑制剂与局部放射治疗协同作用的优化可能具有重要意义。目前，几项临床试验正在研究将免疫疗法和放射疗法联合应用在晚期非小细胞肺癌的效果[43-44]。

接受PD-1抑制剂治疗的患者单发CNS获得性耐药虽然罕见但确有发生。值得注意的是，PD-1抑制剂在脑内确实具有活性，如帕博利珠单抗的试验报告所示，在未经治疗的无症状脑转移晚期非小细胞肺癌患者中，脑转移灶的缓解与脑外病灶的反应相似[45]。在先前讨论过的26例患者中，2例患者在抗PD-1治疗的过程中出现了孤立性的CNS进展伴新发脑转移[28]。靶向病灶的立体定向放射外科（stereotactic radio surgery，SRS）治疗常用于CNS转移的非小细胞肺癌患者。当与免疫治疗联合使用时，SRS的初始耐受良好且反应迅速；然而，随后也可能会增加辐射坏死风险，这是一种对不可逆损伤产生的组织炎症反应，发生在暴露于高剂量辐射的部位[46-48]。这种损伤常发生在辐射后12周～2年，很难将其与由于临床疾病进展发生的炎症区分开来。与PD-1抑制剂同步使用的SRS治疗可能会导致更早的放射性坏死。

二、恢复／重启 PD-1 抑制剂治疗

对于初始治疗停药12周及以上发生疾病进展的患者，可考虑重新使用PD-1抑制剂。但最终是否应用PD-1抑制剂取决于其安全性与诱导患者对再次治疗产生有意义应答的概率。关于这类主题的文献报道很少，设计合理的前瞻性的试验可能有助于发现更多重启PD-1抑制剂治疗获益的相关预测因素。

在某些情况下，对PD-1抑制剂有反应的患者在完成一个完整周期的治疗后可能会选择停药。基于关键试验的结果，美国食品药品监督管理局（U.S. Food and Drug Administration，FDA）批准在表达PD-L1的晚期非小细胞肺癌中使用帕博利珠单抗和阿替利珠单抗作为一线单药治疗，且PD-1抑制剂治疗持续时间分别需24个月和58个月[5, 9, 11, 49]。同样地，评估纳武利尤单抗联合伊匹木单抗的注册试验规定了最长2年的治疗时间[11-12]。相比之下，目前受批准的探索性试验则并没有对PD-1抑制剂的维持治疗——化疗联合帕博利珠单抗或阿替利珠单抗的最长使用周期进行特殊规定[6, 8]。

几个临床试验中，部分患者再次使用了PD-1抑制剂，其治疗结局见表5-3。在前一章节中，我们讨论了来自Keynote-010的复用PD-1抑制剂的数据，以区分获得性耐药和停药后复发[20]。在2019年的世界肺癌会议（World Conference on Lung Cancer，WCLC）上，针对一线Keynote-024的数据进行了更新分析，10例PD-L1高表达（≥50%）的晚期非小细胞肺癌患者在发生疾病复发时，接受了为期2年的一线帕博利珠单抗治疗[52]。值得注意的是，7/10患者在治疗的第一个周期的帕博利珠单抗治疗中，达到初始部分缓解，其余3例患者则达到了SD。这些患者接受从复发到再次接受治疗的中位间隔时间为56周（范围24～80周）。再治疗后，3例患者达到了PR（30%），这3例患者在帕博利珠单抗再治疗的第一个周期均有初始PR。另外4例患者在再次接受治疗时达到了SD。由于在报告时随访时间较短，因此无法评估这些反应的持久性。

表 5-3　报道治疗晚期非小细胞肺癌在 PD-1 抑制剂后进展的主要临床试验

试验	PD-1 抑制剂	患者人群	报道中接受再次治疗患者的数量	对PD-1抑制剂起始反应/反应时长	中断治疗的原因	距离二次使用PD-1抑制剂的时长	介入性全身治疗	再次使用PD-1抑制剂的反应；长期结局	参考文献
Keynote-001	pembrolizumab	接受过治疗及未治疗、PD-L1表达的晚期非小细胞肺癌	1例	PR，44个月	达到预期的最大临床获益	11周	无	PR；DOR 6.5个月	[18]
Keynote-010	pembrolizumab	接受过治疗、PD-L1表达的晚期非小细胞肺癌	14例	未报道，24个月（中位时间）	试验结束	28周（中位时间）；8～52周（范围）	无	5 PR（36%）；6 SD（43%）；患者再次使用PD-1抑制剂的PFS范围：6.5～21个月；9例患者截止分析时疾病仍未进展（随访8个月）	[20]
Keynote-024	pembrolizumab	未治疗、PD-L1高表达（≥50%）的晚期非小细胞肺癌	10例	7 PR，3 SD；24个月	试验结束	56周（中位时间）；24～80周（范围）	无	3 PR（30%），4 SD（40%）；未报道（短期随访）	[52]
CA209-003	nivolumab	接受过治疗的晚期非小细胞肺癌	2例	患者1 PR，24个月；患者2 PR，24个月	试验结束	104周；>260周	无	PR；DOR 11个月；PR；DOR 2个月	[16]
CheckMate-153	nivolumab	接受过治疗的晚期非小细胞肺癌	39例	未报道，12个月	试验结束	约20周（中位时间）	无	未报道；36%再次使用PD-1抑制剂的患者治疗的患者在最小随访时间内(13.5个月时)仍存活	[50]
NCT01693562	durvalumab	晚期实体瘤	21例（非小细胞肺癌）	未报道，12个月	试验结束	未报道	无	3 PR（14%），8 SD（38%）；DOR 13.4（7.2到25.1+）	[51]

注：Non-Small Cell Lung Cancer, NSCLC: 非小细胞肺癌, Pembrolizumab: 帕博利珠单抗, Nivolumab: 纳武利尤单抗, Durvalumab: 度伐利尤单抗; Stable Disease, SD: 疾病稳定; Duration of Response, DOR: 缓解持续时间; Progression Free Survival, PFS: 无进展生存期, Partial Response, PR: 部分缓解。

第五章

在首个评估纳武利尤单抗治疗的NSCLC患者的队列试验中，有2例生存至5年的患者在疾病进展后再次接受了PD-1抑制剂治疗[16]。第一例患者完成了2年的纳武利尤单抗治疗并有早期缓解，在停药后16个月出现了疾病进展。这名患者接受了维持11个月的纳武利尤单抗再次治疗后达到了PR。第二例患者同样对纳武利尤单抗治疗有初始缓解，但在完成2年治疗的5年后出现疾病进展。这例患者接受了试验性PD-1抑制剂的再治疗，疾病再次出现缓解（截至报道时，最后一次随访结果显示，肿瘤缓解持续时间超过了2个月）。

由于免疫相关毒性而提前停止治疗的患者，也可以考虑在疾病进展时重新使用PD-1抑制剂。这些患者中的一部分可能会从缩短的ICI疗程中获得长期疾病控制，但其他患者在随后的无治疗期间出现疾病进展的情况并不少见。当然，对这些患者来说，需要考虑重启治疗的风险和获益，以及可能复发的免疫毒性。目前的数据显示，58%~67%的患者不会再次出现与第一次治疗时相同的免疫相关不良事件（immune-related adverse event，IRAE），但在重新使用药物前，应仔细评估初始免疫毒性的严重程度和可逆性[53-54]。在一项回顾性分析中，患有非小细胞肺癌、结直肠癌或黑色素瘤转移的40例患者最终接受了PD-1抑制剂再治疗，这些患者在初次使用PD-1抑制剂治疗后发生了≥2级的IRAE[54]。55%（n=22）的患者复发IRAE（不论类型），42%（n=17）的患者复发的IRAE与第一次治疗相同。20%的肺炎患者复发IRAE（n=1/5），60%的乙型肝炎或结肠炎患者复发IRAE（两者均为n=3/5）。没有发生与再治疗相关的死亡。另一项研究发现，由于部分IRAE，4例患者暂停纳武利尤单抗治疗后出现了疾病进展[55]。所有患者在毒性反应之前均从纳武利尤单抗治疗中受益（1例CR，2例PR，1例SD），并且在再次挑战治疗时也观察到临床获益（2例PR，2例SD），且这些患者在再次接受治疗后的PFS为110~244天。纳武利尤单抗再治疗后，这些患者中没有出现≥3级的或限制治疗的IRAE。

目前，我们缺乏指导患者选择重启治疗的证据。一项回顾性研究观察了10452例接受纳武利尤单抗治疗的晚期非小细胞肺癌患者，其中，1517例患者在一段无免疫治疗间隔期后，再次接受了PD-1抑制剂治疗[56]。这些重新接受治疗的患者中，接受较长时间初始纳武利尤单抗患者的结局显著更好。在接受或未接受干预性化疗的患者中结果相似。虽然还需要进一步研究来证实，但我们发现接受了更长时间PD-1抑制剂治疗的患者，从PD-1抑制剂治疗中获得临床益处越大。如果患者曾出现放射学/临床反应或疾病控制，那么患者则更有可能接受更长周期的PD-1抑制剂初始治疗疗程。另外，更长时间地接受PD-1抑制剂治疗，则更有可能在2线或>2线的PD-1抑制剂使用后再次引发免疫记忆反应。本研究中接受PD-1抑制剂再治疗队列的中位OS超过12个月，取得了不劣于2线或>2线化疗的疗效[57]。其他系列病案研究认为，重启治疗的有效性与肿瘤PD-L1轴的表达或IRAE的发生相关[55, 58]。然而，目前的结论必须谨慎解释，因为其均是来自有限数据的观察结果，只能考虑在未来的研究中成为前瞻性研究的假设。

在完成PD-1抑制剂疗程后出现疾病进展的患者中，如果患者在停止治疗时临床获益，并且在停止治疗超过12周后发生疾病进展，我们会考虑重新治疗。我们还考虑对因IRAE停药后疾病进展的患者进行再治疗。这种情况下，需要考虑IRAE复发的风险，并与患者进行协商。

三、PD-1抑制剂联合应用方案

对PD-1抑制剂的获得性耐药可能是由于治疗开始时耐药克隆的选择，或是发生于导致耐药克隆的新发生的遗传学、表观遗传学或其他表达水平变化。与PD-1抑制剂的联合治疗策略取决于以下观点：通过叠加药物可增强对抗免疫逃避克隆群的抗肿瘤免疫应答，或是增强现有的被抑制的免疫应答。继续应用PD-1抑制剂和其他疗法的基本原理有部分可能是因为其与某些疾病部位的持续性疾病控制有关（尽管有放射学检查显示有疾病进展）。此外，其他疗法可能会诱导PD-L1表达，因此，在没有同时使用PD-1抑制剂的情况下，这些治疗的功效会降低。同时，PD-1抑制剂通常具有良好的耐受性，并且联合用药的经验也证明了其良好的毒性特征。

1.PD-1 抑制剂联合 CTLA-4 抑制剂

目前，纳武利尤单抗和伊匹木单抗联合PD-1/CTLA-4抑制剂已被批准用于晚期未使用过PD-1抑制剂的黑色素瘤、肾细胞癌、非小细胞肺癌、肝细胞癌、微卫星高度不稳定或错配修复缺陷的转移性结直肠癌和间皮瘤。现尚不清楚该组合是否可以挽救对PD-1抑制剂治疗有原发性或获得性耐药的患者。

PD-1抑制剂与CTLA-4抑制剂联合用药抗耐药的生物学原理是基于PD-1轴和CTLA-4通路的不同作用。总的来说，CTLA-4在适应性免疫反应的启动阶段发挥着更大的作用，而PD-1轴通路在效应阶段的外周组织中占主导地位[59-60]。值得注意的是，这种启动与效应检查点的分类不是绝对的，例如由肿瘤相关调节T细胞表达的CTLA-4，可能在调节外周免疫逃逸过程中发挥作用。

目前，正在进行的试验旨在确定PD-1抑制剂和抗CTLA-4药物联合使用在PD-1抑制剂获得性耐药的人群中的疗效（NCT03262779、NCT02000947）。在2018年的美国临床肿瘤协会（American Association of Clinical Oncology，AACO）的年会上，有学者报告了一项评估度伐利尤单抗（抗PD-L1）和曲美木单抗（抗CTLA-4）在肿瘤免疫治疗预处理的晚期非小细胞肺癌试验的早期数据[62]。免疫治疗复发（对PD-1抑制剂有初始缓解或SD）和免疫治疗难治性患者中的疗效类似。免疫治疗复发队列的40例患者中，只有2例患者在24周时获得客观缓解（5%），9例患者（22.5%）在24周时获得疾病控制。患者中位随访时间为18个月，免疫治疗复发患者12个月的OS率为37.5%（n=15/40）。

2.PD-1 抑制剂治疗复发 / 难治性 NSCLC 的新型联合策略

几种基于PD-1抑制剂的新型联合方案已经在免疫治疗后复发和难治性疾病患者的临床试验中进行了评估（表5-4）。"免疫治疗难治性"一词一般用于描述对含PD-1抑制剂的联合方案原发性耐药的患者。相似地，"免疫治疗复发"通常描述的是在单次PD-1抑制剂治疗缓解或疾病控制一段时间后发生疾病进展的患者。值得注意的是，

按照本书对耐药性的定义，该研究纳入的受试者并非都符合获得性耐药的标准。尽管部分免疫治疗复发患者为获得性耐药性，但其他患者可能在接受PD-1抑制剂治疗停药后超过12周发生了疾病进展，因此应当归类为治疗结束后疾病进展。此外，部分患者在试验入组前曾接受过非免疫治疗方案的干预性全身治疗。只有少数试验明确了PD-1抑制剂获得性耐药非小细胞肺癌患者的入组标准（表5-5）。因此，很难评估这些治疗方案对符合本书所定义的获得性耐药标准的患者的疗效。下面重点介绍针对免疫治疗复发/难治性人群的几种新型联合治疗方案，这些治疗方案具有良好的生物学原理和早期疗效的证据。

（1）PD-1抑制剂联合白细胞介素受体激动剂

ALT-803是一种复合二聚体IL-15RαSushi-Fc融合蛋白的IL-15超激动突变体，可增强CD8$^+$T细胞和自然杀伤细胞的功效[78]。该复合物表现出比重组IL-15更高的活性，具有良好的毒性[79-81]。与IL-15类似，ALT-803与PD-1抑制剂联合使用时会上调免疫细胞PD-L1表达水平。ALT-803是自然杀伤细胞扩增的有效驱动因子，其可能在PD-1抑制剂耐药肿瘤的抗肿瘤免疫应答中具有特殊价值，这些对PD-1抑制剂耐药的肿瘤已经失去或下调了主要组织相容性复合物（major histocompatibility complex，MHC）I。值得注意的是，在一项针对晚期实体瘤患者的I期试验中，该药物的安全性得到了证实，但其作为单药治疗的有效性尚未被证实[81]。

一项Ib期试验对ALT-803联合纳武利尤单抗治疗进行了评估，该试验招募了11例在PD-1抑制剂治疗后或期间出现疾病进展的晚期NSCLC患者[63]。其中3例患者使用ALT8-803/纳武利尤单抗后肿瘤出现部分缓解，另外7例患者达到SD疾病控制率（disease control rate，DCR）为91%。5例患者的SD持续时间均超过5个月，其中包括1例先前接受了PD-1抑制剂治疗的原发性难治性肿瘤的患者。以上三种反应均发生在先前经受纳武利尤单抗治疗，肿瘤出现缓解或长期SD的患者中，包括2例在不间断纳武利尤单抗治疗中加入ALT-803的患者。根据这一经验，另一项评估ALT-803和PD-1抑制联合治疗在PD-1抑制剂获得性耐药

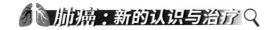

表 5-4 PD-1 抑制剂治疗后肿瘤复发/难治性患者应用 PD-1 抑制剂联合疗法的潜在疗效

试验	联合方案	PD-1 抑制剂联合药物机制	临床试验阶段	患者数量（非小细胞肺癌 PD-1 R/R）	抗 PD-1 与试验之间的介入性全身治疗（是/否）	ORR（PR）	DCR（SD+PR）	抗 PD-1 与试验之间的间隔周期	筛选患者的细节	参考文献
NCT02000947	Durva/Treme	抗CTLA-4	Ⅰb	40例复发	否	5%（2例）	28%（11例）	未报道	2例PR 先前接受过抗PD-1单药治疗获益的患者DCR达100%（6例）	[62]
NCT02523469	Nivo/ALT-803	IL-15超激动剂	Ⅰb	11例R/R	否	27%（3例）	91%（10例）	不超过3个月	2例AR患者接受连续的Nivolumab治疗并加入ALT-803达到SD 1例试验治疗复发患者对既在Nivolumab治疗9.5个月的最佳反应是SD	[63]
NCT02983045	Nivo/NKTR-214	IL-2激动剂	Ⅰb/Ⅱ	未报道	未报道（见患者筛选详情）	未报道（2例）	未报道（3例）	未报道（见患者筛选详情）	3例接受过抗PD-1药物且复发的患者肿瘤得到控制、2例PR、1例SD 患者1对先前抗PD-1/抗CTLA-4反应最佳，所有治疗结束后，PR持续9个月，确认PR后进行NKRT-214/Nivo 患者2接受过联合治疗（Pt-Db/抗PD-1/抗CTLA-4）和抗PD-1维持治疗，但联合治疗与试验间间隔周期周期未知，患者达到PR，PR后进行NKRT-214/Nivo 患者3接受过抗PD-1治疗，抗PD-1和试验间的间隔周期未知，患者达到PR，SD后进行NKRT-214/Nivo	[64-65]
NCT02437136	Pembro/Entinostat	HDAC抑制剂	Ⅰb/Ⅱ	72例R/R	未报道	10%（7例）	60%（43例）	中位时间67天	中位DOR5个月，4例患者在报道时仍接受联合疗法，最长反应时间超过18个月	[66-67]

续表

试验	联合方案	PD-1抑制剂联合药物机制	临床试验阶段	患者数量（非小细胞肺癌PD-1 R/R）	抗PD-1与试验之间的介入性全身治疗（是/否）	ORR(PR)	DCR(SD+PR)	抗PD-1与试验之间的间隔周期	筛选患者的细节	参考文献
NCT02638090	Pembro/Vorinostat	HDAC抑制剂	Ⅰb/Ⅱ	24例R/R	未报道	12.5%（3例）	58%（14例）	未报道	既往接受PD-1治疗的疾病中位进展时间：复发患者为10个月（范围：7~52个月）；难治性患者为2个月（范围：1~3个月）；疗效：经确认PR的患者持续12个月；2例未经确认PR的患者（1例复发，1例难治性）；复发患者DCR为54%（n=6/11）；1例复发患者SD超16个月	[68]
NCT02805660	Durva/Mocetinostat	HDAC抑制剂	Ⅰb/Ⅱ	29例R/R	无	16%（6例）	未报道	未报道	6例PR；4例经确认、2例未经确认；2例PR在既往临床获益组（24例患者）；2例确认的PR以及2例未经确认的PR在既往未达到临床获益组（13例患者）；11/37患者显示肿瘤有所消减；最长的治疗持续时间超过55周	[69]
NCT02655822	Atezo/CPI-444	腺苷A2A拮抗剂	Ⅰb	7例R/R	未报道	28.5%（2例）	71%（5）	未报道	既往接受过抗PD-1抑制剂治疗的患者中，2例患者达到了PR，其中一名疗效持续>6个月，2例患者在报告时仍持续治疗	[70-71]

第五章

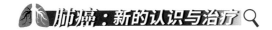

续表

试验	联合方案	PD-1抑制剂联合药物机制	临床试验阶段	患者数量（非小细胞肺癌 PD-1 R/R）	抗PD-1与试验之间的介入性全身治疗（是/否）	ORR（PR）	DCR（SD+PR）	抗PD-1与试验之间的间隔周期	筛选患者的细节	参考文献
NCT02954991	Nivo/Sitravatinib	光谱选择性TKI受体	II	56例R/R	未报道	20%（11例）	75%（42例）	未报道	中位DOR 9.2个月，PFS 6.8个月，OS为15.1个月；2例在试验中达到PR的患者获临床益处超过1年	[72]
NCT02817633	TSR-042/TSR-022	抗淋蛋白3	II	20例R/R^a	未报道	15%（3例）	55%（11例）	未报道	3例患者（2例确认PR，1例未经确认PR）获得超过24周的持续疾病缓解；1例Nivolumab难治性患者达到持续PR	[73]
NCT03268057	Avelu/Pepinemab	抗SEMA4D	Ib/II	29例R/R	未报道	7%（2例）	59%（17例）	未报道	2例既往pembrolizumab治疗后进展的患者达到PR（肿瘤消减分别为63%和52%）；5例患者SD，并有持续临床获益≥23周	[74]
NCT02439450	Nivo/Viagenpumatucel-L	细胞疫苗	Ib	20例R/R	30%（6/20）的患者接受过非ICI治疗的干预	15%（3例）	55% 11例	未报道	患者PFS为2.7个月（95%CI，1.8~4个月），中位随访时间为6个月	[75]
NCT02043665	Pembro/CVA21	溶瘤病毒	Ib	7例R/R	无	28%（2例）	57%（4例）	未报道	在既往接受过PD-1抑制剂治疗的患者中观察到2例PR；这2例患者在研究开始后120天、240天，以及数据截止时均有持续性的反应；2例患者SD；3例患者不可评估（1例早期非治疗相关死亡、3例等待第一次CT扫描结果）	[76]

续表

试验	联合方案	PD-1抑制剂联合药物机制	临床试验阶段	患者数量（非小细胞肺癌PD-1 R/R）	抗PD-1与试验之间的介入性全身治疗（是/否）	ORR（PR）	DCR（SD+PR）	抗PD-1与试验之间的间隔周期	筛选患者的细节	参考文献
NCT02517398	M7824	靶向PD-L1及TGF-β的双融合蛋白	I	83例R/R	未报道	2.5%（2例）	23%（19例）	未报道	大部分人群既往都曾接受过抗肿瘤治疗（74.7%的人曾接受过≥3次的治疗）2例患者PD（并在4.5个月和7.5个月时仍持续缓解），17例患者达到SD（在3个月时仍有15例仍持续缓解）	[77]

注：Non-Small Cell Lung Cancer, NSCLC：非小细胞肺癌；Durvalumab, Durva：度伐利尤单抗；Tremelimumab, Treme：曲美木单抗；Nivolumab, Nivo：纳武利尤单抗；ALT-803：IL-15超激动剂；NKTR-214：聚乙二醇化的IL-2受体激动剂；Pembrolizumab, Pembro：帕博利珠单抗；Entinostat：恩替诺特；Histone Deacetylase, HDAC：组蛋白去乙酰化酶；Platinum Doublet Chemotherapy, Pt-Db：含铂双药化疗；Vorinostat：伏立诺他；Mocetinostat：莫塞替诺司；Atezo：阿替利珠单抗；Atezolizumab, Atezo：阿替利珠单抗；Pepinemab：派比奈单抗；Viagenpumatucel-L：肺癌疫苗HS-110；CVA21：溶瘤柯萨奇病毒株21；Sitravatinib：司曲利替尼；TSR-042：多塔利单抗；Tyrosine Kinase Inhibitor, TKI：酪氨酸激酶抑制剂；Avelumab, Avelu：阿维鲁单抗；Immune Checkpoint Inhibitors, ICI：免疫检查点抑制剂；M7824：双功能融合蛋白；Relapsed/Refractory, R/R：复发性／难治性；Objective Response Rate, ORR：客观缓解率；Disease Control Rate, DCR：疾病控制率；Partial Response, PR：部分缓解；Stable Disease, SD：疾病稳定；Acquired Resistance, AR：获得性耐药；TKI：酪氨酸激酶抑制剂，Pembro/Vorinostat：帕博利珠单抗／伏立诺他，Durva/ Mocetinostat：度伐利尤单抗／莫塞替诺司；Overall Survival, OS：总生存期；HDAC：组蛋白去乙酰化酶；Nivo/ Sitravatinib：纳武利尤单抗／司曲利替尼；TSR-042/ TSR-022：多塔利单抗／考伯利单抗，Avelu/ Pepinemab：阿维鲁单抗／派比奈单抗，Nivo/ Atezo/ CPI-444：阿替利珠单抗，Nivo/Stravatinib：纳武利尤单抗／司曲利替尼；Pembro/CVA21：帕博利珠单抗／溶瘤柯萨奇病毒株21；DCR：疾病控制率；DOR：反应持续时间，ORR：客观缓解率，R/R：复发难治性，Pt-Db：含铂双药化疗。Viagenpumatucel-L：肺癌疫苗HS-110，Pembro/CVA21：帕博利珠单抗／溶瘤柯萨奇病毒株21；DCR：疾病控制率，DOR：反应持续时间，ORR：客观缓解率，R/R：复发难治性，Pt-Db：含铂双药化疗。

Duration of Response, DOR：缓解持续时间；Progression Free Survival, PFS：无进展生存期；Overall

ᵃ仅包括接受300 mg剂量TSR-022治疗的患者。

表 5-5　针对 PD-1 抑制剂获得性耐药的非小细胞肺癌患者入组标准的试验

AR 患者的治疗方案	临床试验	临床试验阶段	特定 AR 患者的入组标准
ALT-803（IL-15 超激动剂）+ 几种 PD-1/PD-L1抑制剂之一	NCT03228667	I b/II	队列1：在接受ICI治疗有初始应答（经RECIST v1.1证实的CR或PR）后，单一检查点抑制剂治疗期间或之后出现RECIST V1.1证实的进展
			队列2：非小细胞肺癌，肿瘤PD-L1表达（TPS≥50%），在初治CR或PR后接受一线PD-1单药治疗后复发
			队列3：非小细胞肺癌，初治CR或PR，但在一线ICI联合化疗后使用PD-1药物维持治疗后复发
			队列4：在先前使用PD-1/PD-L1检查点抑制剂治疗后，保持SD至少6个月后，后继续使用PD-1/PD-L1检查点抑制剂治疗出现进展[a]
Ipilimumab+ Nivolumab	NCT03262779	II	获得性耐药人群必须保持至少24周的SD，部分缓解或完全缓解来作为抗PD-1单一治疗的最佳临床反应，并随后出现疾病进展[b]
RO7121661（PD-1/黏蛋白3双特异性抗体）	NCT03708328	I	非小细胞肺癌患者必须经ICI治疗至少4个月后获得初始临床获益，并且在这4个月前至少有一次间隔CT扫描结果显示没有疾病进展[c]
液体肿瘤浸润的淋巴细胞+PD-1抑制剂	NCT04268108	I	队列1，治疗组1：抗PD-1治疗的继发性耐药[d]

注：Non-Small Cell Lung Cancer，NSCLC：非小细胞肺癌；Ipilimumab：伊匹木单抗；Nivolumab：纳武利尤单抗；Immune Checkpoint Inhibitor，ICI：免疫检查点抑制剂；Response Evaluation Criteria in Solid Tumors version 1.1，RECIST v1.1：实体瘤反应评估标准 1.1 版本；Complete Response，CR：完全缓解；Partial Response，PR：部分缓解；Stable Disease，SD：疾病稳定；Tumor Proportion Score，TPS：肿瘤比例评分。

[a] https://clinicaltrials.gov/ct2/show/NCT03228667。
[b] https://clinicaltrials.gov/ct2/show/NCT03262779。
[c] https://clinicaltrials.gov/ct2/show/NCT03708328。
[d] https://clinicaltrials.gov/ct2/show/NCT04268108。

的临床试验目前正在招募患者（NCT03228667）（表5-5）。

NKTR-214是一种重组人IL-2，附着在多个可释放的聚乙二醇（polyethylene glycol，PEG）链上[65]。PEG修饰用于改变IL-2的药代动力学和偏倚受体选择性，以限制与IL-2Rα亚基的结合，并有利于结合二聚体IL-2Rβγ。由于IL-2Rα（CD25）在调节性T细胞上有结构性表达，与IL-2Rα的结合受限使NKTR-214能够增强对CD8$^+$ T细胞和自然杀伤细胞的增殖、激活和效应功能，且不会扩大在TME中的抑制性调节性T细胞。联用PD-1抑制剂的作用机制是促进效应T细胞的PD-1分子表达，以及增强TME中肿瘤浸润淋巴细胞的增殖[65, 82]。一项1/2期试验研究了晚期实体瘤患者中，NKTR-214联合纳武利尤单抗的作用。3例晚期非小细胞肺癌患者在PD-1抑制剂治疗后出现肿瘤进展，但通过NKTR-214与纳武利尤单抗联合治疗后实现了疾病控制[64]。1例肺腺癌患者最初在二线治疗中对抗CTLA-4/抗PD-1的联合治疗出现病情缓解，但在初始缓解后10个月发生了疾病进展。这名患者在NKTR-214联合纳武利尤单抗的三线治疗中实现了PR。另一名鳞状非小细胞肺癌患者在接受化疗（双铂）联合免疫治疗（抗CTLA-4+抗PD-1）的一线治疗后，实现了部分缓解，使用抗PD-1药物维持治疗1.5年实现了持续疾病控制。在疾病进展中，该患者最开始使用NKTR-214联合纳武利尤单抗的试验治疗，实现了证实的PR。最后，1例在接受二线抗PD-1治疗后实现了PR的肉瘤样*KRAS*突变非小细胞肺癌患者，在抗PD-1维持治疗11个月后出现疾病进展。该患者在接受NKTR-214联合纳武利尤单抗的三线治疗后，保持了长期的疾病稳定，且肿瘤靶病灶缩小23%。

（2）PD-1抑制剂联合组蛋白脱乙酰酶抑制剂（HDACi）

临床前研究表明，表观遗传修饰因子可以增加肿瘤细胞的抗原提呈效应，并抑制髓系来源的抑制细胞和调节性T细胞的免疫抑制活性[83-85]。组蛋白脱乙酰酶抑制剂在TME中的决定性作用使其具有更多的抗肿瘤免疫效应活性，并使肿瘤对PD-1检查点的阻断敏感化。

在2018年WCLC和2019年美国癌症研究协会（American Association for Cancer Research，AACR）会议上，提交了ENCORE-601的初步疗效数据，ENCORE-601是一项Ⅱ期临床试验，研究了恩替诺特（Ⅰ类HDAC抑制剂）联合帕博利珠单抗对PD-1抑制剂预治疗的非小细胞肺癌患者的疗效[66-67]。在可评估疗效的72例患者中，7例（10%）患者对治疗有反应，另有50%（35/72）的患者保持疾病稳定。初始应答、缓解持续时间或PD-1抑制剂初始疗程与此联合治疗之间的介入性治疗未见报道。这项研究还表明，与非应答者相比，应答者的*MYC*靶基因集更加丰富，并且研究者提出了一种克服获得性耐药的可能性机制，包括恩替诺特介导的*MYC*下调。这一基因特点表明存在一个潜在的靶向生物标志物，我们也正在等待PD-1抑制剂获得性耐药的非小细胞肺癌患者采用这种联合治疗后的进一步数据。

在一项Ⅰb/Ⅱ期研究中，24例ICI预治疗的非小细胞肺癌患者接受了帕博利珠单抗和口服HDAC抑制剂伏立诺他的联合治疗[68]。在这项试验中，ICI难治性患者是指在先前ICI治疗后3个月内疾病出现进展的患者，而ICI复发性患者是指在先前ICI治疗后保持疾病稳定或病情好转至少3个月的患者。在这24例患者中，3例（12.5%）实现了PR（1例被证实），11例（46%）经历了SD，DCR为58%。1例ICI难治性非小细胞肺癌患者证实有持续12个月的PR。在11例ICI复发性患者中，先前接受ICI治疗的中位进展时间为10个月（范围为7~52个月）。没有提供关于先前ICI和试验入组中间的全身治疗或对初始ICI治疗反应的更多信息。ICI复发性患者的DCR为54%（6/11）。1例ICI复发患者在接受联合用药后保持疾病稳定16个月。

（3）PD-1抑制剂联合腺苷A2A受体拮抗剂

免疫细胞中的腺苷A2A受体（adenosine A2A receptor，A2AR）在体外被拮抗时，诱导产生了一系列免疫抑制信号，例如T细胞信号，IL-2产生和IFN-γ产生的恢复[71]。此外，临床前研究表明，暴露于PD-1抑制剂后，A2AR和CD73的表达增加，这在产生细胞外腺苷中起关键作用，这表明A2A受体信号可能与免疫治疗的耐药性有关[86-87]。口服A2A受体拮抗剂CPI-444和PD-1抑制剂的联合治疗，在对PD-1抑制剂单一治疗表现出不完全应答反应的结肠癌小鼠模型中表现出了抗肿瘤活性。在2017年AACO和AACR的年会上都公布了CPI-444单药治疗的Ⅰ/Ⅰb期试验以及与阿替利珠单抗（抗PD-L1）联合治疗晚期实体瘤的早期数据[70, 88]。2例既往暴露于PD-1抑制剂的非小细胞肺癌患者在接受CPI-444和阿替利珠单抗的联合治疗时获得部分缓解，其中1例患者持续6个月以上，并且2例患者在数据报告时均处于治疗中。PD-1抑制剂复发性或难治性患者联合用药的DCR为71%（n=5/7），单用CPI-444治疗的DCR为25%（n=2/8）。在2019年SITC第24届年会上的一份最新报告显示，在肾细胞癌人群中，腺苷基因表达特征的诱导与肿瘤消退相关[89]。

（4）PD-1抑制剂联合司曲替尼

MTRX-500，也被称为司曲替尼，是一种"光谱选择性酪氨酸激酶抑制剂"，其靶向受体包括TAM（Tyro3/Ax1/MERTK）受体、分裂家族受体（VEGFR2和KIT）、RET和MET等。它通过清除2型肿瘤相关的巨噬细胞、调节性T细胞、髓源性抑制细胞（myeloid derived suppressor cells，MDSCs）以及增加TME中树突状细胞的抗原提呈能力来调节TME中的免疫功能[72, 90-91]。在一项纳入ICI治疗后病情出现进展的非小细胞肺癌患者的Ⅱ期试验中，对司曲替尼与纳武利尤单抗的联合治疗进行了评估，这包括PD-1抑制剂复

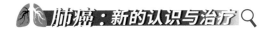

发性或难治性的患者[72,90]。截至2018年8月，对正在进行的试验中的56例患者进行了疗效评估，DCR为75%（n=42/56），已经证实的ORR为16%（n=9/56），还有2例PR的患者需通过再次进行CT扫描进行证实。中位缓解持续时间（duration of response，DOR）为9.2个月，PFS为6.8个月，OS为15.1个月。

（5）PD-1抑制剂联合抗TIM-3

T细胞免疫球蛋白及黏蛋白结构域-3（T cell immunoglobulin and mucin-domain containing-3，TIM-3）是一种已知的免疫检查点，通常与PD-1共表达，通过髓系细胞的下游效应来介导TME中T细胞的耗竭并诱导免疫抑制[73]。临床前研究表明，联合抗TIM-3/抗PD-1治疗比单独抗PD-1治疗具有更强的抗肿瘤活性[92]。TSR-022（抗TIM-3）和TSR-042（抗PD-1）的联合治疗的Ⅰ期AMBER试验的早期结果显示，在先前抗PD-1治疗后出现疾病进展的患者中具有临床活性[73]。截至2018年的SITC年会，39例抗PD-1复发性或难治性非小细胞肺癌患者接受了这种联合治疗。在接受TSR-022 300 mg治疗的20例可评估患者中，3例患者证实部分缓解，8例患者保持疾病稳定（DCR 55%，ORR 15%）。1例对纳武利尤单抗治疗无效的晚期非小细胞肺癌患者在每3周（1个周期）TSR-022 300 mg+TSR-042 500 mg的给药治疗6个周期后，表现出持续性的PR。

（6）视黄酸受体相关孤儿受体γ（RoRγ）单用或联合PD-1轴

LYC-55716是一种转录因子RoRγ的口服小分子激活剂，已在临床前模型中被证明可以增加抗肿瘤T细胞的活化并减弱肿瘤中的免疫抑制效应[93-94]。该药物已经在各种同基因肿瘤模型中显示出单一疗法以及与PD-1抑制剂联合治疗的应用前景，其中包括已知对PD-1抑制剂和CTLA-4抑制剂耐药的乳腺肿瘤模型[95-96]。在早期使用LYC-55716单一治疗时，2例非小细胞肺癌患者分别接受了不同剂量的治疗[94]。1例非小细胞肺癌患者在帕博利珠单抗单一治疗（4个周期）疾病出现进展，后改用卡铂/培美曲塞（3个周期）治疗后疾病也出现进展，后入组试验。该患者开始试验LYC55716单一疗法，表现出PR后，继续该治

疗10个月，获得持续临床受益。LYC-55716和帕博利珠单抗的联合治疗已经在晚期实体瘤的Ⅰb期研究（NCT03396497）中进行了疗效评估。在一个早期报道的病例中，一名c-MET扩增的转移性PD-L1高表达非小细胞肺癌患者最开始接受化疗和帕博利珠单抗的联合治疗，后使用帕博利珠单抗的单药维持治疗15个周期后，疾病出现进展[97]。该患者还接受了MET抗体–药物结合物的治疗，在该药物治疗后部分缓解，但后来也出现了疾病进展。在LYC-55716和帕博利珠单抗的联合治疗4个周期后，该患者取得了部分缓解。

四、化疗的增敏作用

回顾性分析表明，使用PD-1抑制剂治疗可能使患者对后续化疗敏感，从而获得超出预期的缓解率且效应更加持久[28,98-99]。在纳武利尤单抗治疗失败后立即采取多西紫杉醇和雷莫西尤单抗联合治疗的患者，反应率和疾病控制率分别为60%（n=12/20）和90%（n=18/20）[98]。在纳武利尤单抗治疗失败后接受多西紫杉醇和雷莫西尤单抗联合治疗的人群中，中位PFS和OS分别为5.6个月和11.4个月。这些结果是值得注意的，在3期REVEL试验中，未接受免疫治疗、双铂药物复发性/难治性患者使用多西紫杉醇联合雷莫西尤单抗治疗的ORR仅为23%[100]。在REVEL试验中，接受多西紫杉醇联合雷莫西尤单抗治疗的PFS和OS分别为4.2个月和10.5个月。此外，REVEL试验中的患者在二线治疗中接受多西紫杉醇和雷莫西尤单抗的联合治疗，而免疫治疗预处理组中的患者在第三、第四或第五线治疗中接受这种联合治疗[98,100]。一项类似的分析显示，接受PD-1抑制剂后，以吉西他滨为基础的挽救方案具有类似的ORR[101]。在一项回顾性分析中，28例患者在接受PD-1抑制剂的二线治疗后接受单药化疗，ORR和DCR分别为39%和71%[99]。值得注意的是，所有患者之前都接受了以铂类药物为基础的化疗方案作为一线治疗，之前的ORR为37%。根据以往的数据，对于接受双铂化疗一线治疗后出现病情进展的患者，单药化疗的缓解率为7.1%～9.1%，中位PFS为2.6～2.9个月[102-105]。在免疫治疗后接受单药化疗的28例患者的中位PFS为4.7个月[99]。值得

注意的是，目前尚不清楚在上述回顾性分析的观察结果是否受到先前免疫治疗反应的影响，因为没有提供这一信息。在先前讨论的26例获得性耐药患者的队列中，在PD-1抑制剂获得性耐药后接受一线或后期补救化疗的7例患者中，有6例患者获得了客观缓解[28]。

第五节　非小细胞肺癌对 PD-1 抑制剂获得性耐药的机制

一、获得性新抗原的丢失

体细胞突变主要发生在肿瘤细胞的DNA中，并在肿瘤发生过程中积累。非同义突变导致的氨基酸变化可引起肿瘤特异性的氨基酸变异，当其被肿瘤细胞表面的人白细胞抗原（human leukocyte antigen，HLA）提呈时，可被T细胞识别为"异体"多肽序列。当这些"突变相关的新生抗原"被表达和提呈时，它们会产生抗肿瘤免疫反应，并且它们的相对丰度已被证明与非小细胞肺癌对ICI的有利反应有关[106]。有效的新抗原加工和提呈的获得性损伤是PD-1抑制剂耐药性的一种机制。

在4例对PD-1抑制剂单药耐药或与CTLA-4抑制剂联合使用耐药的晚期非小细胞肺癌患者中，研究人员对治疗前和进展后的肿瘤标本进行了全外显子测序[107]。新抗原预测软件被用来预测由患者特异性MHC I 类蛋白处理和提呈的多肽序列。这项分析显示了全基因组范围的突变和预测了每个患者体内新抗原的增加，然而，与消除性突变相比，获得性突变中有更高比例的未编码的突变新抗原。没有发现可解释耐药性的获得性改变或拷贝数变化，包括 CD274（编码 PD-L1）、HLA、β_2 微球蛋白或其他抗原提呈相关基因的基因组改变。在这4例患者的肿瘤耐药样本中，观察到6~18个假定新抗原的丢失。失去高亲和力的新抗原比在耐药肿瘤中保留或获得的新抗原具有更高的MHC结合预测值。在几个丢失的新抗原中，在被认为是TCR结合和锚定或辅助锚定残基的重要位置发现了突变，影响了这些新抗原与MHC的结合。当清除包含躯干改变的染色体区域或消除

肿瘤的亚克隆时，会导致新抗原的丢失。为了证明这些多肽不仅是免疫识别的候选者，还参与了特定患者的抗肿瘤反应，研究人员进行了功能性T细胞分析，以直接评估多肽产生免疫反应的能力。这种方法利用下一代TCR-Vβ区的测序来评估T细胞的克隆性。在体外，用合成突变相关的新抗原多肽来评估刺激前后TCR-Vβ的克隆性。然后对患者个体肿瘤样本的DNA进行测序，以证实这些克隆群体存在于各自的TME中。上述中的3例患者继续用负载了消除性新抗原、保留性新抗原及获得性新抗原多肽的自体单核细胞来攻击外周T细胞，以重新刺激T细胞增殖并比较各自的T细胞反应。结果表明，特异性T细胞的增殖发生在对丢失了新抗原多肽的攻击中，证实了先前对丢失的抗原有免疫反应。保留性/获得性新抗原多肽很少引起T细胞的增殖；在3例患者中，仅有1例患者的保留性/获得性新抗原多肽的一个子集引发了新抗原特异性的克隆性T细胞增殖。对于在整个治疗反应和进展的不同临床时间点能获得外周血样本的2例患者，消除性新抗原的特异性T细胞克隆群在与肿瘤反应相关的时间点增加，并在进展时下降到治疗前水平。

二、抗原处理和提呈的获得性缺陷

在研究非小细胞肺癌获得性免疫耐药机制的另一项试验中，对14例获得性耐药患者进行了研究，有对PD-1抑制剂单药耐药（$n=10$）、对PD-1抑制剂+CTLA-4抑制剂（$n=3$）的联合治疗耐药或在厄洛替尼单药治疗后进展改用PD-1抑制剂+厄洛替尼（EGFR TKI）（$n=1$）的联合治疗耐药[108]。对其中8例患者进行了病情进展期前后的肿瘤标本配对，并进行了全外显子测序。ICI耐药标本中新抗原的数量为治疗前的71%~278%，并且6/8进展后标本中的突变载量和新抗原均高于治疗前。

为了研究HLA I 类抗原提呈的获得性缺陷，对72个已知参与抗原处理和提呈的基因进行了突变数和拷贝数变异的分析。在1例对抗PD-1/抗CTLA-4联合治疗产生获得性耐药的 IV 期肺鳞癌患者中，拷贝数变异分析显示在ICI耐药时有获得性 β_2 微球蛋白纯合子的丢失。该患者在首次诊断

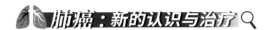

为非小细胞肺癌时（化疗前）的初次活检中发现了2个β₂微球蛋白基因拷贝，但其中一个等位基因在β₂微球蛋白基因（p.M1I）中含有亚克隆（非参考等位基因频率为10%）有害突变。在该患者随后的活检样本中未发现该突变。在二线化疗后，拷贝数目分析发现了杂合性β₂微球蛋白的丢失，并最后在ICI耐药样本中发现了纯合子β₂微球蛋白丢失。多重定量免疫荧光法证实，与免疫治疗前的肿瘤样本相比，ICI耐药样本的细胞表面的β₂微球蛋白和HLA Ⅰ类分子减少。另外，还从ICI耐药肿瘤标本中建立了患者来源的异种移植（patient derived xenograft，PDX）。该模型用免疫印迹法检测出了肿瘤β₂微球蛋白表达的缺失以及用流式细胞术检测出了细胞表面β₂微球蛋白和HLA Ⅰ类分子的缺失。这种缺失在肿瘤内注射IFN-γ以排除IFN-γ信号缺陷后依然存在，表明无法诱导其上调。

从该队列中另外2例患者的ICI耐药标本中建立起的PDX，与2例ICI原发耐药的患者产生的PDX一起进行分析（共5个）。5个PDX模型都有完整的IFN-γ信号（通过转录激活因子1磷酸化检测），而只有3/5的PDX模型在对IFN-γ的反应中有正常的β₂微球蛋白和HLA Ⅰ类抗原表达的上调。其中1个PDX模型有完整的IFN-γ信号的证据，但HLA Ⅰ类抗原上调较低，提示这些步骤之间的抗原提呈途径存在介入性缺陷。

这些数据以及额外的QIF分析显示，在5/8配对ICI治疗后的获得性耐药样本中，HLA Ⅰ类分子或β₂微球蛋白的下调暗示了一种机制，即癌细胞可以通过修改抗原提呈的机制来获得对ICI的耐药性。虽然这可以通过抗原提呈途径中元件的基因缺失来实现，例如β₂微球蛋白，但其他导致MHC Ⅰ抗原提呈下调的机制似乎也参与了这一过程。

为了从功能上研究抗原提呈缺陷和获得性耐药性的作用，研究人员使用了一种先前被证明抗PD-1治疗敏感的小鼠非小细胞肺癌细胞模型（UNSCC680AJ）[109]。用携带WT（+/+）或KO（-/-）β₂微球蛋白UNSCC680AJ的肿瘤细胞接种小鼠。携带β₂微球蛋白-/-肿瘤细胞的小鼠在抗PD-1治疗中出现疾病进展，而携带β₂微球蛋白+/+

肿瘤细胞的小鼠表现出可预测的疾病控制。此外，UNSCC680AJ肿瘤特异性CD8⁺T细胞在杀伤β₂微球蛋白（-/-）肿瘤细胞时表现出缺陷，即使在最高效应T细胞/靶细胞比例为1∶1的情况下也是如此。

第六节　发现其他类型肿瘤的免疫治疗－获得性耐药机制

一、γ干扰素（IFN-γ）信号和抗原提呈的获得性缺陷

从黑色素瘤和其他疾病的免疫治疗获得性耐药机制的研究中可以学到很多东西，因为这些机制可能在不同类型的肿瘤中共享。Zaretsky和他的同事使用来自4例对PD-1抑制剂获得性耐药的转移性黑色素瘤患者的配对样本，鉴定了介导获得性耐药的潜在基因组缺陷[110]。在来自2例不同患者的进展后的活检标本中，发现了JAK1/2（编码与IFN-γ通路相关激酶的基因）的获得性功能缺失突变。这些突变导致了杂合性的丧失，并最终消除了IFN-γ对恶性肿瘤细胞的抗增殖作用而导致对IFN-γ缺乏反应。另一例患者被发现有2个β₂微球蛋白的截断突变，导致了两个特异性进展点的杂合性丢失。对其中一个进展部位的免疫组织化学分析证实了MHC Ⅰ表达的功能性缺失。β₂微球蛋白的异常和微环境中对IFN-γ的反应也与其他患者对检查点抑制剂获得性耐药有关。在黑色素瘤人群中，3/5对检查点抑制剂获得性耐药的患者在序贯活检中发现了β₂微球蛋白表达的丢失[111]。这一机制还在一些结直肠癌患者和接受其他形式免疫治疗的黑色素瘤患者中得到了证明[112-114]。

在另一篇报道中，一名转移性结直肠癌患者接受了针对肿瘤KRAS G12D突变特异性表位的多克隆扩增CD8+HLA-C*08:02限制性肿瘤浸润淋巴细胞（tumor infiltrating lymphocytes，TILs）的治疗[115]。患者在7个肺部转移病灶显示出初始应答，随后在其中一个部位观察到病情进展。切除进展中的病变，全外显子组和转录组测序显示了KRAS突变的保留。然而，耐药部位包含几个不同于其他细胞治疗前切除病变的基因异常，包括编码HLA-C*08∶02 MHC Ⅰ类分子的6号染色体上的

杂合性拷贝中性丢失。*KRAS*突变反应性T细胞识别所需的*HLA*抗原基因的缺失被怀疑是产生获得性耐药的罪魁祸首。

*HLA*基因的缺失也与默克尔细胞癌（merkel cell carcinoma，MCC）患者的免疫治疗获得性耐药有关[116]。2例默克尔细胞癌患者用自身Merkel细胞多瘤病毒特异性CD8+T细胞联合ICI治疗后出现了初始应答，但在22个月和18个月后出现耐药。治疗前和治疗后的活检都进行了全外显子组测序，没有发现能解释获得性耐药性的遗传改变。然而，使用单细胞RNA测序时，研究人员证明了*HLA*的明显转录下调限制了靶向肿瘤的特异性表位。虽然这被认为是导致这些患者获得性耐药的转录水平的变化，但还不能确定这些进展后的发现是源于先前存在的亚克隆细胞群体的生长，还是源于免疫治疗反应的获得性转录抑制。

介导获得性耐药性的转录下调增加了表观遗传修饰也许是肿瘤免疫逃逸的一个未被充分认识的来源的可能性。Ezh2是一种与广泛表观遗传修饰有关的蛋白质，被证明在对抗CTLA-4和IL-2治疗获得性耐药的黑色素瘤模型中上调。Ezh2的上调导致了黑色素瘤细胞去分化，优势肿瘤抗原丧失，抗原处理和提呈机制的沉默，最终丧失肿瘤的免疫原性。Ezh2的阻断恢复了优势黑色素瘤抗原的提呈和PD-1轴信号的下调，从而恢复了抗肿瘤免疫功能[117]。

二、TME中免疫抑制状态的变化

表达MHC Ⅱ是具有T细胞炎症表型的一类肿瘤亚群的特征，对PD-1抑制剂特别敏感[118-119]。LAG-3是一种替代性免疫检查点，它作为MHC Ⅱ的配体与CD4竞争，导致抗原提呈的抑制[120-121]。Johnson和同事使用携带MHC Ⅱ表达的肿瘤的患者样本，证明了与治疗前样本相比，获得性耐药样本中的LAG-3的上调[119]。Fc受体样蛋白6（Fc receptor-like 6，FCRL6）是MHC Ⅱ的另一个配体，由细胞毒性自然杀伤细胞和CD8+T效应记忆细胞表达[122-123]。在肺癌和黑色素瘤标本中，Fc受体样6分子的表达与LAG-3的表达相关，且在PD-1抑制剂治疗后进展的标本中，Fc受体样6分子的表达在mRNA和蛋白水平上都高于未经处理的标

本。这些可供选择的检查点的上调，例如LAG-3和Fc受体样6分子，可能会导致暴露于PD-1抑制剂的表达MHC Ⅱ的肿瘤产生耐药性，这可能对针对这些蛋白的联合策略具有治疗意义。类似地，另一种免疫检查点蛋白T细胞活化V域免疫球蛋白抑制因子（V-domain immunoglobulin suppressor of T cell activation，VISTA），使用免疫组织化学方法检测出了它在非选择性黑色素瘤患者中PD-1抑制剂获得性耐药部位的T细胞位点的上调[124]。

三、*PTEN*基因的缺失

β_2微球蛋白、*JAK1/2*和*HLA*以外的致癌基因改变可能参与了PD-1抑制剂获得性耐药患者的耐药性。在一名对联合检查点抑制剂治疗产生耐药性的黑色素瘤患者中发现了*PTEN*双等位基因的缺失[125]。抑癌基因*PTEN*的缺失促进了PI3K-AKT通路的激活。此外，已经证明*PTEN*的缺失会导致肿瘤中CD8+T细胞浸润的减少和包括VEGF的免疫抑制细胞因子的诱导降低[126]。通过这些机制，获得性*PTEN*的缺失可能不仅在黑色素瘤中导致免疫治疗耐药，在其他类型的肿瘤中也是如此[127]。

四、新的实验发现

除了使用获得性耐药患者标本进行研究，还可以使用新的实验方法来阐明免疫治疗耐药的潜在机制。遗传学研究，如CRISPR-Cas9筛选，可能会让我们同时观察到抗原提呈的缺陷以及介导TME免疫抑制性变化的其他基因组水平的改变。CRISPR技术可以用来扰乱肿瘤细胞中的基因来模拟功能丧失突变，以此来识别免疫治疗耐药的媒介。在一项研究中，CRISPR-Cas9突变筛选人类黑色素瘤细胞用来系统地鉴定T细胞效应功能所必需的基因。设计了一种使用人类T细胞作为效应器，黑色素瘤细胞作为靶点的"双细胞型"（two cell-type，2CT）CRISPR检测方法。正如预期的那样，参与效应T细胞介导的抗肿瘤活性的已知基因如*HLA-A*、β_2微球蛋白、*TAP1*、*TAP2*和*TAPBP*，是CRISPR-Cas9筛选中富集程度最高的基因。此外，当T细胞靶向黑色素瘤时，发现一些其他基因能够调节黑色素瘤的生长，包括*SOX10*、*CD58*、*MLANA*、*PSMB5*、*RPL23*和

APLNR。其中一种基因的蛋白产物APLNR被证明通过与*JAK1*的相互作用来调节肿瘤中的IFN-γ反应。在黑色素瘤小鼠模型中，该蛋白功能的丧失降低了过继T细胞转移和检查点抑制的效果，提示基因组事件或其他表达水平的变化可能在免疫治疗获得性耐药中发挥作用。另一组开发了CRISPR-Cas9筛选，在可移植性黑色素瘤模型中识别能够增加免疫治疗敏感性的基因。筛选鉴定出*ADAR1*，它编码一种腺苷脱氨酶，该酶结合并限制内源性双链RNA（double-stranded RNA，dsRNA）的感知[130-134]。在肿瘤免疫系统中，这种蛋白作为检查点通过抑制IFN诱导的dsRNA感知，最终减轻肿瘤炎症。研究人员发现β_2微球蛋白缺失的免疫治疗耐药肿瘤，*ADAR1*的缺失能够恢复宿主对免疫治疗的敏感性，并且与免疫细胞浸润的显著增加有关。除了确定*ADAR1*的作用，这些结果还表明，如果在IFN敏感的肿瘤中能够引起足够的炎症，抗原呈递的丧失是可以克服的。

确定免疫治疗获得性耐药的特定机制也许对制定可重新参与抗肿瘤免疫的个体化治疗方法有重要意义。例如，尽管抗原呈递存在持续缺陷，但*ADAR1*的缺失可以恢复免疫治疗敏感性，因此可以作为β_2微球蛋白缺陷肿瘤的潜在靶点。最近，一个小组发现IL-18结合蛋白是通过类似机制产生获得性耐药的潜在的肿瘤靶点[135]。IL-18是IL-1细胞因子家族的一员，可以刺激淋巴细胞。重组IL-18在肿瘤模型中已被证明与ICI具有协同作用[136-138]。然而，rIL-18的临床疗效并不符合其临床前的预期[139]。这可能与"分泌的免疫检查点"IL-18结合蛋白（IL-18 binding protein，IL-18BP）有关。这是一种高亲和力的IL-18拮抗剂，已被证实在重组细胞因子治疗后诱导产生[140-142]。研究者设计了一种"诱饵抵抗"IL-18（decoy-resistant IL-18，DR-18），它维持IL-18的信号传导，但阻止IL-18BP抑制[135]。该蛋白被证明能增强抗肿瘤T细胞功能，但与获得性耐药模型特别相关的是，它也显示可以增强在MHC I型缺陷肿瘤中自然杀伤细胞的活性。在ICI耐药模型（包括β_2微球蛋白缺失的肿瘤）中发现肿瘤消退，抗体耗竭实验表明自然杀伤细胞活性对DR-18的抗肿瘤活性至关重要。在MHC I类缺陷肿瘤增强抗肿瘤自然杀伤细胞活性是在获得性耐药中恢复肿瘤对免疫治疗敏感性的另一种可能策略。

五、结论

尽管免疫疗法的反应比化疗更持久，但有些反应不明确，并且大多数对PD-1抑制剂有反应的晚期非小细胞肺癌患者最终会产生耐药性。一系列病例表明，局部治疗对免疫逃逸的寡进展部位可能有效，但这些局部治疗干预措施有时并不可行，往往会耗尽，而且大多无法影响全身进展。当需要下一步全身治疗时，我们通常会使用传统的细胞毒性化疗或招募患者进行临床试验去研究经验性应用的免疫治疗组合。尽管有许多正在进行的PD-1抑制剂患者临床试验取得进展，对于没有获得性耐药的患者，我们尚未确定有效的生物标志物驱动策略或"挽救性"免疫治疗联合。

随着越来越多的接受免疫疗法的不同肿瘤类型的患者产生反应，我们将继续了解在这些药物的压力下发展起来的获得性耐药的新机制。在非小细胞肺癌中，人类转化研究和实验性小鼠模型揭示了肿瘤相关的新抗原丢失和获得性抗原呈递丢失等特定机制[107-108]。在黑色素瘤和其他肿瘤类型中，已经证明介导获得性耐药的其他机制包括基因组和表达水平的IFN-γ信号和抗原呈递改变，TME中其他抑制信号的上调，以及新的致癌驱动因子的获得[110, 124-125, 143]。

正确阐明耐药机制需要严格的转化研究方法。研究者必须获取并比较治疗前的患者样本与初始应答和随后发生获得性免疫治疗耐药后获取的解剖结构一致的样本。为了实现这一目标，必须进行相当大的工作来获得进展后的样本，这将需要额外的活组织检查或外科手术。虽然传统的策略已经被用来检测导致耐药的基因组、转录组或蛋白质组水平的变化，但诸如全基因组CRISPR/Cas9测定等新方法最近被用来确定这种机制。使用修饰的自体T细胞试验、PDX以及其他工程肿瘤模型进行的平行研究仍然是进一步研究这些机制的有效策略。

各个机构的协同努力无疑将加快这一进程。一个关于获得性免疫治疗耐药性的机构间联盟将允许集中收集各种肿瘤类型的更多配对患者样本，具有特定实验专业知识的机构将可以访问这些样本。此外，这些高度复杂的实验技术可以并行运行，大大减少了成本和时间。有更多的样本被用于研究则可以确定根据机制分组的患者亚群，可以使用生物标志物驱动的方法进行治疗，增加了在试验人群中获得良好反应的可能性。最终，进一步的定向研究将允许发展个性化的治疗策略，并期望其能产生更持久的治疗响应且改善患者预后。

（王丽雯　王文洋　唐秀美　李果 译）

参考文献

扫码查看

第五章

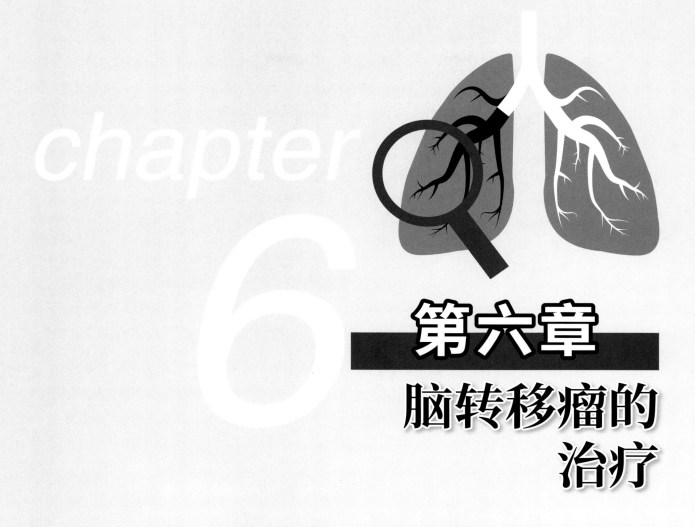

第六章
脑转移瘤的治疗

Emily F. Collier，Veronica Chiang，Sarah B. Goldberg

【摘要】

脑转移瘤占脑恶性肿瘤的大部分，新的癌症治疗方法的出现提高了患者的生存率，但脑转移瘤的发病率仍然在增加。肺癌是最常转移到脑部的原发肿瘤，肺癌脑转移的发病率较高，导致患者生活质量下降和较差的预后。由于许多化疗对于脑部肿瘤的疗效有限，非小细胞肺癌脑转移的治疗历来是局部治疗，包括手术或放射治疗（简称"放疗"）。手术或放疗对脑转移瘤有效，但是这些治疗方式本身也是导致发病率增加的一个因素。目前，包括靶向小分子药物和免疫治疗在内的新型系统疗法，无论是单独使用还是与局部疗法联合使用均在治疗非小细胞肺癌相关的中枢神经系统疾病方面表现出较好的前景。随着更多的临床试验纳入了未经治疗的无症状脑转移患者，越来越多的证据支持这一治疗策略。本章总结了目前系统治疗在非小细胞肺癌脑转移治疗中的应用。

关键词：脑转移瘤；非小细胞肺癌；系统治疗；靶向治疗；免疫治疗

第一节 引言

脑转移瘤约占恶性脑肿瘤的90%，新的癌症治疗方法提高了患者生存率，但脑转移瘤的发病率仍然在增加[1]。肿瘤脑转移会导致较差的预后和生活质量下降[2-3]。肺癌是最常发生脑转移的肿瘤[4]，10%的非小细胞肺癌患者在诊断时就已发生脑转移[5]，高达20%的患者在病程中发生脑转移[6]。

长期以来，治疗非小细胞肺癌脑转移的标准一线方法是局部治疗，包括手术和放疗。虽然化疗对系统性疾病有效，但大多数药物在中枢神经系统中的活性较低。局部方法对于缓解症状和减少神经系统原因造成的死亡是有效的，但并不能降低脑转移瘤的发病率。全脑放疗等治疗曾经是大多数发生中枢神经系统（central nervous system，CNS）转移患者的标准治疗方法，但是这些治疗方法已被证明会引起持久的认知障碍，并且随着患者寿命的延长，这种影响会越来越明显[7]。目前，非小细胞肺癌的治疗方法还有小分子靶向治疗、生物制剂和免疫治疗，并且研究表明，这些治疗中的许多药物在CNS中具有活性。本章将讨论脑转移瘤系统治疗的最新策略。

第二节 脑转移瘤的局部治疗：历史标准治疗方法

多年来，脑转移瘤的主要治疗方式是放疗或手术。早在19世纪，脑转移瘤的神经外科手术就已被实施[8]。20世纪20年代初的一系列病例表明，手术可以显著缓解症状，但不能提高患者的生存率[9]。然而，随着影像学技术的发展和手术技术的完善，脑转移瘤手术可以显著缓解症状、改善预后、提升患者的总体生存率、生活质量和自主生活能力[10-14]。这些益处通常对于年轻、一般情况良好和并发症少的患者以及病灶较大、有症状且病变位于大脑非语言区的患者更明显[15]。

20世纪50年代，放疗的发展为不适合手术治疗、有多发或不可切除病变的患者提供了非手术治疗的选择[7, 16]。在此之前，对于不能接受脑部手术的患者，主要的治疗方法是类固醇和最佳支持性治疗。这种情况下，脑转移瘤诊断后的中位生存期为几周到一两个月[11]。1954年的一项具有里程碑意义的研究表明，全脑放射治疗（whole brain radiation therapy，WBRT）可以改善脑转移患者的症状，在他们的队列中，有63%的患者实现了症状缓解[17]。在20世纪60年代和70年代，随着WBRT的广泛应用，它带来的生存获益也被注意到：脑转移瘤患者的中位总体生存期从1个月提高到6个月[3, 18-20]。

从那以后，神经外科和放射技术的不断改进提高了疗效并且降低了治疗毒性。针对性的放射技术如立体定向放射外科，通过多个交叉辐射束将高剂量电离辐射传递到指定区域，具有比WBRT更好的疗效，且毒性更小[16]。立体定向放射外科（stereotactic radiosurgery，SRS）也可用于不适合进行手术的患者，或可作为肿瘤位于不可进行手术位置的患者的替代治疗[21]。这些治疗策略仍然是大多数脑转移患者的一线治疗方法。

不幸的是，这些治疗方法也有缺点。虽然WBRT对于大多数患者是安全且耐受性良好的，但对于一些患者来说，治疗结束后几周甚至几个月可能出现严重的疲劳和神经认知功能障碍，并且可能持续存在[7]。随着系统治疗的改善和患者生存时间的延长，人们注意到WBRT的长期影响：一些患者出现了进行性和不可逆的神经认知功能衰退[22]。WBRT的另一个缺点是它可能会延迟系统治疗的开始，这对进展快速疾病的治疗是不利的。由于SRS可以快速安排和实施，并且具有较少的神经认知毒性[23]，所以现在选择SRS作为大多数NSCLC患者的首选治疗方案，而非WBRT。然而，SRS也会带来不良反应，最常见的是放射性坏死[24-25]。WBRT在早期小细胞肺癌患者的预防中（预防性颅脑照射，prophylactic cranial irradition，PCI）发挥着重要作用，也是大多数晚期多发或复发脑转移患者WBRT在早期小细胞肺癌患者的预防中的主要放疗方式[26]。

回顾历史，虽然局部治疗一直是脑转移瘤的主要治疗方法，但现在单独使用系统治疗或联合系统治疗与局部治疗的研究越来越多。

第三节　脑转移瘤系统治疗面临的挑战

使用系统疗法治疗脑转移瘤存在多种理论和实践的挑战。一个重要的问题是由于血-脑屏障的存在，许多药物无法在CNS中达到治疗水平。为了维持大脑中化学信号和电信号传递所必需的复杂微环境，CNS必须维持严格的内稳态。早在19世纪80年代就有多项实验证明，染料和药物等物质被注入血液后不能进入大脑[27-28]。这种"屏障"存在于脑血管系统的水平上，1913年E. Goldman将其命名为血-脑屏障[28]。目前，我们已经知道血-脑屏障是由CNS的微血管网络及其相关结构组成的，它的作用是调节物质从血液流向大脑的通道。血-脑屏障的毛细血管由特异的、紧密结合在一起的内皮细胞组成，缺乏外周毛细血管中所见的孔隙。这些特异的内皮细胞与周细胞（调节血液流动的可收缩细胞）和星形胶质细胞的足突缠绕在一起，并一起被包裹在基膜中，形成CNS和身体其他部分之间的半透性屏障[29]。

科学家们针对血-脑屏障研发了很多药物，正常情况下不能穿过血-脑屏障的药也可能在某些情况下在CNS达到治疗水平。血-脑屏障的通透性受多种生理和病理因素的影响。屏障的破坏常见于炎症状态，如感染、恶性肿瘤或创伤[30]。血-脑屏障的破坏在脑转移瘤的治疗中很重要，因为这种情况下药物可以穿透CNS，否则可能会被阻挡在外。但是，即使血-脑屏障被破坏，许多药物也并不能在中枢达到最佳水平，这使脑转移患者的治疗选择复杂化，也使临床试验中药物的体内试验变得必不可少（表6-1）。

由于CNS是一个"免疫豁免"部位，导致大脑微环境的免疫治疗面临挑战。如上所述，物质进出CNS的调控受到血-脑屏障和血-脑脊液屏障的严格控制，免疫系统的成分也不例外。这意味着CNS与系统/外周免疫反应相互独立，有助于维持大脑功能所需的严格内稳态。除抗体、免疫介质和免疫细胞进入CNS受到严格管制外，CNS的免疫反应还存在其他显著差异[31]。脑实质中抗原提呈细胞极少，主要组织相容性复合体和驻留

T细胞水平较低。此外，虽然已知脑膜中存在各种淋巴系统[32]，可以将CNS抗原引流到颈深淋巴结[33-34]，但是大脑中并没有典型的淋巴组织。CNS的这些特征可能导致免疫反应迟缓和存在相对免疫抑制的微环境[35]。

随着我们对免疫系统的了解日益深入，出现了一种更加精细的CNS免疫模型，这说明先前的"严格免疫特权"模型可能过于简单。模型认为，在生理条件下，抗原和免疫细胞可从CNS传递到外周，反之亦然，并且存在某种形式的免疫监视[32]。此外，脑转移等不同的病理原因会导致免疫细胞的运输发生变化。一些研究发现脑转移瘤中存在高水平的肿瘤浸润淋巴细胞，这也提示有可能通过免疫治疗调节免疫系统[36]。尽管这些药物作用于大脑的机制尚不清楚，但各种试验的数据表明，它们确实在CNS中具有活性[37-39]。

第四节　非小细胞肺癌脑转移的系统治疗

一、化疗

在非小细胞肺癌和小细胞肺癌中，有几种传统的化疗药物已经被证明在CNS中具有活性。前瞻性试验评估了几种常用于病灶小且无症状脑转移患者的一线细胞毒性化疗药物和方案的颅内缓解率（intracranial response rate，IRR）。不同组合的IRR差异很大：顺铂联合依托泊苷为30%[40]，卡铂联合培美曲塞为30%[41]，卡铂/紫杉醇联合吉西他滨或长春瑞滨为38%[42]，顺铂、异环磷酰胺和伊立替康联用为55%[43]，顺铂/吉西他滨联用为86%[44]。在仅使用单药和接受过治疗的患者中的疗效通常较差，但培美曲塞在这种情况下显示出单药活性[45]。拓扑替康具有优异的CNS穿透性，在小细胞肺癌患者中显示出CNS活性，IRR为33%～57%[46-47]。化疗也可作为增敏剂与放疗联合使用。这种策略有助于延长无进展生存期（progression free survival，PFS）和改善总缓解率（ORR），但与单用WBRT相比，生存率没有差异，而且其带来的毒性令人无法接受[48]。

传统化疗联合抗血管生成药物（如贝伐珠

单抗）已经被证明对颅外疾病有效[49]。该方案的CNS疗效在一项Ⅱ期非随机试验（BRAIN研究）中被评估，该试验研究了贝伐珠单抗+卡铂/紫杉醇作为无症状且未经治疗的非小细胞肺癌脑转移瘤患者的一线治疗的疗效[50]。在这项试验中，颅内病变的客观缓解率为61%，与颅外部位的效果相当。

总之，一些细胞毒性化疗确实对CNS有效，缓解率在30%～50%。但是，在大多数情况下，患者仍应该在开始系统治疗之前先进行局部治疗。

表 6-1 部分研究中系统治疗的中枢神经系统疗效[a]

	药物	试验	结果
靶向治疗			
EGFR	奥希替尼	FLAURA（Soria et al. 2018），纳入116例有CNS疾病的患者，奥希替尼 vs 埃罗替尼/吉非替尼	IRR：（91% vs 68%）；CNS进展：（6% vs 15%）
ALK	阿来替尼	ALEX（Peters et al. 2017），纳入122例有CNS疾病的患者（21例可测量），阿来替尼 vs 克唑替尼	IRR：（81% vs 50%）；ICDOR应答：（17.3个月 vs 5.5个月）
	布格替尼	ALTA-1L（Camidge et al. 2018），纳入90例有CNS疾病的患者（39例可测量），布格替尼 vs 克唑替尼	IRR：（78% vs 28%）；IC进展率：（9% vs 19%）
	洛拉替尼	CROWN中期分析（Solomon et al. 2020），纳入30例有CNS疾病的患者，洛拉替尼 vs 克唑替尼	IRR：（82% vs 23%）
ROS1	恩曲替尼	ALKA-372-001/STARTRK-1/STARTRK-2综合分析（Drilon et al. 2020），纳入20例有CNS疾病的患者，恩曲替尼，单臂	IRR：55% ICDOR：12.9个月 中位ICPFS：7.7个月
RET	塞普替尼	LIBRETTO-001（Velcheti et al. 2017），纳入11例有可测量CNS疾病的患者，塞普替尼，单臂	IRR：91%；ICDOR：10.1个月
免疫治疗			
	帕博利珠单抗	Goldberg et al（Goldberg et al. 2020），队列1 PD-L1≥1%：37例，帕博利珠单抗，单臂（均伴有CNS疾病）	IRR：29.7%；ICDOR：5.7个月；2年OS：34%
	纳武利尤单抗	意大利扩展用药计划，纳武利尤单抗，单臂	
		非鳞癌队列（Crino et al. 2019），409例CNS疾病患者（小剂量类固醇占29%，类固醇+XRT占18%）	亚组ORR：17%；1年亚组OS：43%（所有患者为48%）
		鳞癌队列（Cortinovis et al. 2019），37例CNS疾病患者（小剂量类固醇占22%，预先XRT占57%）	IRR：19%；ICDCR：49%
	阿替利珠单抗	OAK亚组分析（Lukas et al. 2017），纳入85例CNS疾病患者，阿替利珠单抗 vs 多西他赛	亚组OS：（20个月 vs 11.9个月）；发生新CNS病变时间：（未达到 vs 9.5个月）

注：IRR=颅内缓解率；ICDOR=颅内反应持续时间；IC=颅内；ICPFS=颅内无进展生存期；ORR=客观缓解率；OS=总生存期；CNS= 中枢神经系统。
[a] 本表不全面，只包括有代表性的和（或）重要的试验和结果。

二、靶向治疗

系统治疗在原癌基因依赖性非小细胞肺癌脑转移患者的治疗中具有非常重要的作用。约30%的腺癌患者具有可靶向的基因突变[51]。这一比例在某些人群中甚至更高，如不吸烟和亚裔人群。目前，针对*EGFR*、*ALK*、*ROS1*、*MET*等常见突变的药物数量激增。这些药物中有许多已经显示出对CNS的穿透性和对非小细胞肺癌脑转移的疗效。因此，近年来针对可靶向驱动突变脑转移患者的治疗策略发生了转变，在特定的人群中考虑一线采取系统治疗而不是局部治疗。具体来说，该方法适用于病灶较小且位于非关键部位、无明显占位效应或CNS症状的患者，以及局部治疗延迟不会改变局部治疗方案的患者。重要的是，随着患者寿命的延长，这种策略可能会对生活质量产生重大影响，避免了一些像WBRT这样的局部策略造成的长期疾病。

1.*EGFR*突变

*EGFR*基因突变是非小细胞肺癌中最常见的驱动突变之一，在北美/欧洲人群中发生率达15%（在非吸烟者中更高）[52]，在亚洲人群中高达60%[53]。与表达野生型*EGFR*的患者相比，这些突变与脑转移的高发病率相关[54-55]，具有这些突变的患者在其病程中发生脑转移的风险也更高[55]。在脑转移瘤总体风险报告中，*EGFR*突变型肺癌患者在病程中发生脑转移的比例高达60%，而在表达野生型基因的肺癌患者中这一比例为30%[56]。

已有回顾性和前瞻性研究对第一代TKI厄洛替尼和吉非替尼的CNS穿透性和疗效进行观察。针对厄洛替尼的研究表明，该药物及其活性代谢物在非小细胞肺癌患者脑脊液中的浓度适中[57-58]。多项研究表明厄洛替尼治疗脑转移瘤有效。2011年的一项对17例具有*EGFR*驱动突变患者的回顾性研究发现，厄洛替尼治疗患者的IRR为82.4%（野生型*EGFR*患者无缓解）[59]。在CTONG-0803研究中也观察到了类似的结果，此Ⅱ期研究纳入了48例化疗后接受厄洛替尼治疗的肺腺癌脑转移患者[60]。该研究表明，单独使用厄洛替尼的颅内无进展生存期（intracranial progression free survival，

IPFS）为10.1个月，1年生存率为73%，与接受放疗的脑转移患者相似[60]。另一项对28例*EGFR*突变非小细胞肺癌脑转移患者的前瞻性研究显示，使用第一代TKI（吉非替尼或厄洛替尼）治疗时，客观缓解率（ORR）为83%，DCR为93%[61]。有趣的是，尽管有证据表明吉非替尼的CNS渗透率较低，但在此研究中并未发现厄洛替尼和吉非替尼之间的差异[62]。其他几项前瞻性和回顾性研究同样表明，尽管吉非替尼在CNS水平较低，此药物对CNS疾病仍具有疗效[63-67]。

1/3的患者在接受第一代EGFR TKI治疗时会发生脑转移。有趣的是，这些病变往往缺乏在进展的系统性疾病中常见的获得性耐药突变T790M[68]。这表明大脑中药物水平不足可能是导致CNS恶化的原因，而不是产生了实际的耐药性。目前研究已经提出了几种策略来提高这些药物在CNS中的水平，以期提高其在大脑中的疗效。多个小型研究关注高剂量"脉冲式"厄洛替尼给药方案：每周1次或2次，每次1500 mg（而不是标准的每天150 mg）[69-70]。在一项小型回顾性研究中，9例*EGFR*突变肺癌脑转移患者中有6例在接受这种脉冲剂量方案治疗时出现部分缓解[69]。一项Ⅰ期研究观察厄洛替尼在34例患者（11例脑转移）中的疗效，用药策略为每周2次，每次1200 mg，结果有1例完全缓解，24例部分缓解（IRR未记录），在研究过程中没有患者出现CNS进展[70]。然而，在这项研究中，一些患者仍然需要接受脑转移瘤的局部治疗。另一项Ⅰ期研究招募了19例*EGFR*突变的非小细胞肺癌且未经治疗的脑转移患者，并使用相同的脉冲剂量方案对他们进行治疗。该研究患者的IRR为75%，且只有16%的患者出现CNS进展，但是没有观察到PFS的改善或耐药突变的延迟出现[71]。

第二代EGFR TKI阿法替尼也已经被证明对CNS有活性。在LUX-Lung 3 Ⅲ期研究中，一线使用阿法替尼治疗*EGFR*突变型非小细胞肺癌（与化疗相比），并对42例无症状脑转移患者进行了预先定义的亚组分析[72]。结果发现与没有脑转移的患者相似，这些患者的PFS与接受化疗的患者相比有所改善（11个月 *vs* 5.3个月），但是这些结果

在统计学上并不显著。LUX-Lung 6研究纳入了非选择性的亚洲非小细胞肺癌患者群体，其中包括49例脑转移患者，也得到了类似的结果[73]。这两项试验的综合分析显示脑转移患者的PFS有统计学意义上的改善，其改善幅度与无脑转移患者相似[74]。在接受过WBRT治疗的患者中，这种获益更明显（13.8个月 vs 4.7个月，HR 0.37）。另一项研究观察了化疗和第一代TKI治疗进展后使用阿法替尼的情况，研究纳入了100例脑转移患者（包括软脑膜疾病）。在这项研究中，CNS缓解率为35%，疾病控制率为66%[75]。

尽管有证据表明第一代和第二代TKI具有CNS活性，但有数据表明早期使用局部治疗仍可能带来生存获益。一项回顾性研究观察了新诊断的EGFR突变肺癌脑转移患者，并将接受WBRT或SRS的患者与单独使用厄洛替尼治疗的患者进行比较[76]。厄洛替尼组和WBRT组的总体生存率相似（26个月 vs 35个月，P=0.62），SRS组的总体生存率明显更长（64个月，P= 0.006）。此外，与厄洛替尼组相比，WBRT组的颅内进展时间更长（24个月 vs 16个月），而2年颅内无进展生存期（intracranial progression free survival，iPFS）在WBRT组也明显更高（52% vs 26%）。随后对12项观察性研究的荟萃分析显示，接受前期颅脑照射的患者4个月颅内PFS改善，2年总生存期（overall survival，OS）提高[77]。但笔者声明在研究中存在严重的方法学问题，限制了荟萃分析结论的可信度。然而，后面的一项针对用SRS、WBRT和TKI治疗患者的回顾性研究发现了类似的结果[78]。在该研究中，初始使用SRS+TKI、WBRT+TKI和单独TKI治疗的患者的中位OS分别为46个月、30个月和25个月。尽管放疗组患者具有较低的分级预后评估评分、较大和较多的脑转移灶以及较多的症状性病变，但单用TKI组的预后较差。因此，需要前瞻性研究来确定对这些患者进行前期放疗的益处。

奥希替尼是针对耐药突变T790M的第三代TKI药物，其获批改变了EGFR突变型肺癌患者系统治疗的临床实践。FLAURA Ⅲ期试验结果显示，与第一代TKI厄洛替尼或吉非替尼相比，接受奥希替尼治疗的患者的PFS有显著改善（18.9个月 vs 10.2个月，HR 0.46）[79]。该试验的结果使奥希替尼成为治疗EGFR突变非小细胞肺癌患者的首选一线药物[80]。临床前数据表明，与前两代EGFR TKI相比，奥希替尼具有更好的CNS穿透力[81]。奥希替尼在二线治疗中的早期研究显示了药物在中枢神经系统的有效性[82]，这些研究汇集了50例无症状脑转移患者的Ⅰ期和Ⅱ期研究数据，显示颅内ORR为54%，完全缓解率为12%[83]。此外，在一项Ⅰ期试验中，纳入了32例确诊为软脑膜疾病（一种相当难以治疗的CNS疾病）的患者，其中10例患者有缓解，13例患者病情稳定[84]。FLAURA试验对CNS疾病患者的亚群分析（556例患者中的21%）显示，奥希替尼组的颅内ORR为91%，而第一代TKI组为68%[79]。此外，与厄洛替尼或吉非替尼相比，使用奥希替尼的脑转移患者的PFS更长（15.2个月 vs 9.6个月，HR 0.47），总体人群中CNS进展率更低（6% vs 15%）。由于奥希替尼具有良好的CNS穿透性和较高的缓解率和PFS，其已成为脑转移瘤的标准治疗方法。

2.ALK 重排

间变性淋巴瘤激酶（anaplastic lymphoma kinase，ALK）重排存在于5%的非小细胞肺癌患者中[85]。与具有EGFR驱动突变的患者相同，ALK阳性患者的脑转移风险较没有驱动突变的患者增加。约20%的患者发生原发性脑转移，高达58%的患者在2年内发生脑转移[86]。克唑替尼的初期试验纳入了大量脑转移患者，在PROFILE-1005 Ⅱ期和PROFILE-1007 Ⅲ期试验的汇总分析中，约有31%的患者发生脑转移（其中60%的患者既往接受过放疗）[87]。无论既往是否接受过放疗，使用克唑替尼治疗都具有相似的颅内疾病控制率（62% vs 56%），但如果患者先前接受过放疗，ORR和颅内进展的时间会得到改善。在PROFILE-1014试验中，与化疗相比，79例脑转移患者使用克唑替尼时显示出更好的ORR和PFS，12周颅内疾病控制率为85%[88]。然而，最终超过60%的患者在使用克唑替尼治疗的过程中发生脑转移[87]，这可能是由于克唑替尼的血-脑屏障穿透能力差和CNS药物水平不足[89]。

阿来替尼是另一种ALK抑制剂，它除在克唑替尼耐药患者中表现出优异的活性外，在临床前模型中也表现出良好的CNS穿透性[90]。一项对阿来替尼用于既往接受过治疗的*ALK*阳性患者的2项Ⅱ期研究的汇总分析中纳入了136例脑转移患者，其中50例有可测量的病变[91]。对于有可测量的CNS疾病的患者，其颅内ORR为64%（22% CRs），CNS DCR为90%，中位缓解持续时间为10.8个月。对于有可测量或不可测量病变的患者，颅内ORR为42%，其中CRs为27%。在接受过和没有接受过CNS放疗的患者之间疗效也无差别。ALUR试验是一项针对克唑替尼耐药的*ALK*阳性患者的Ⅲ期研究，结果显示，在24例有可测量脑部病变的患者中，阿来替尼的颅内ORR为54%，而化疗的颅内ORR为0[92]。ALEX试验证明，阿来替尼在一线治疗*ALK*阳性非小细胞肺癌患者方面优于克唑替尼[93]。该研究队列包括122例脑转移患者，其中21例有可测量病变。在这些患者的亚组分析中，阿来替尼组的客观缓解率为81%，克唑替尼组为50%，并且阿来替尼组颅内缓解持续时间较长（17.3个月 *vs* 5.5个月）。所有这些研究都排除了有症状的脑转移患者，但一项回顾性研究观察了19例出现较大或症状性脑转移的*ALK*阳性非小细胞肺癌患者，结果表明阿来替尼在该人群中也有一定的疗效[94]。研究发现，使用阿来替尼治疗的患者客观缓解率为72%，CNS DCR为100%，缓解持续时间为17个月。第二代*ALK*抑制剂赛瑞替尼也具有CNS活性，研究表明其颅内缓解率为35%～73%[95-97]，但目前尚未有研究将其与克唑替尼或阿来替尼进行比较。

其他药物也在*ALK*阳性非小细胞肺癌患者的CNS治疗中展示出较好的前景。布格替尼已被证明对克唑替尼耐药的*ALK*阳性非小细胞肺癌患者的CNS转移有效[98]。研究发现，使用标准剂量布格替尼的患者的客观缓解率为67%，中位IPFS大于1年。ALTA-1L Ⅲ期试验表明，布格替尼在一线治疗*ALK*阳性非小细胞肺癌的疗效优于克唑替尼[99]。该研究纳入了90例基线时即有脑转移的患者，其中39例有可测量的病变，结果显示布格替尼的客观缓解率为78%，而克唑替尼为28%。布格替尼还可降低颅内疾病进展率：布格替尼9% *vs* 克唑替尼19%。洛拉替尼是专为渗透CNS而设计的第三代ALK/ROS1抑制剂。在一项针对*ALK*

和*ROS1*阳性非小细胞肺癌患者的Ⅰ期试验中，洛拉替尼在24例有可测量的CNS病变患者中显示出46%的IRR（CR为24%）[100]。在该研究的Ⅱ期研究中，洛拉替尼在未接受过治疗的*ALK*阳性患者中的iRR为75%，而在既往接受过治疗的人群（3例既往接受过TKI+化疗）中为39%[101]。Ⅲ期CROWN试验数据的中期分析显示，尽管试验中有CNS转移的患者数量较少，但一线接受洛拉替尼治疗患者的IRR优于接受克唑替尼的患者（82% *vs* 23%）。该研究还表明，这一亚组患者的CNS进展的中位时间有所改善，OS也有改善的趋势[102-103]。恩沙替尼是另一种新型ALK TKI，在一项关于恩沙替尼与克唑替尼一线治疗的Ⅲ期试验的中期分析中也显示出较好的前景[104]。在有可测量的CNS病变的患者中，iRR有所改善（54% *vs* 19%），在无新发CNS病变的患者中，延迟了脑部治疗失败的时间（12个月时为4% *vs* 24%）。

综上所述，大多数ALK抑制剂在CNS疾病中具有一定的活性。然而，接受克唑替尼治疗的患者经常出现脑部进展，因此它不是新发CNS转移患者的首选药物。阿来替尼可作为低危CNS转移患者的一线治疗，也可用于克唑替尼治疗后出现CNS进展的患者。布格替尼、塞瑞替尼、洛拉替尼和恩沙替尼也具有良好的CNS活性。

3. 其他驱动突变（*ROS1，RET，BRAF，MET，NTRK*）

对于非小细胞肺癌中罕见的致癌驱动突变，尚未有明确的针对系统性和CNS转移的最佳一线治疗方法。用赛瑞替尼和洛拉替尼治疗*ROS1*突变患者的IRR与*ALK*阳性患者相当[100, 105-106]。恩曲替尼是一种ROS1/TRK抑制剂，具有良好的CNS穿透性，已被美国食品药品监督管理局批准用于治疗有*ROS1*突变的非小细胞肺癌患者。在3个1/2期试验的综合分析中，20例CNS转移患者的IRR为55%[107]。在*RET*融合患者中（仅占非选择性非小细胞肺癌患者的1%～2%），卡博替尼和阿来替尼治疗后观察到部分颅内缓解[108-109]。RET抑制剂LOXO-292（现为塞普替尼）的早期临床结果/病例研究提示其具有良好的CNS活性，LIBERETTO-001研究的数据表明，在既往接受过治疗的*RET*融合阳性非小细胞肺癌患者中，IRR为

91%[110-112]。*BRAF*突变在肺癌中并不常见（占肺癌患者的2%～4%），但在黑色素瘤中很常见，因此评估BRAF抑制剂对CNS疗效的研究主要是在黑色素瘤患者中进行的。在该人群中，单用BRAF抑制剂达拉非尼或联合使用达拉非尼和MET抑制剂曲美替尼均显示出CNS活性[113-114]。这种联合疗法对V600E-*BRAF*突变非小细胞肺癌患者的系统治疗有效[115-117]，但目前除了对该人群的CNS有效性的病例研究，几乎没有其他数据[118-119]。

总之，目前在有罕见驱动突变和CNS转移患者的最佳治疗药物选择上尚未达成共识。

三、免疫治疗——免疫检查点抑制剂

随着检查点抑制剂越来越多的用于治疗包括非小细胞肺癌在内的许多癌症，人们对其治疗转移性CNS疾病的疗效颇感兴趣。这些药物通过干扰免疫检查点通路发挥作用，这些通路通常调节机体免疫反应的抑制信号[120]。目前已知这些通路在癌细胞逃避免疫监视、癌细胞生长和转移的过程中发挥重要作用。通过靶向这些通路，检查点抑制剂可以激活T细胞介导的免疫反应，恢复T细胞识别和破坏肿瘤细胞的能力[120]。目前，药物的两个主要靶点是PD-1/PD-L1和CTLA-4。多种检查点抑制剂已被FDA批准用于治疗非小细胞肺癌，包括纳武利尤单抗和帕博利珠单抗（PD-1抑制剂）以及阿替利珠单抗和度伐利尤单抗（PD-L1抑制剂）[121]。所有这些药物都已被证明对非小细胞肺癌的治疗有益，这些数据不在本章中讨论。此外，最近的试验证明了伊匹木单抗/纳武利尤单抗和伊匹木单抗/纳武利尤单抗+化疗对非小细胞肺癌的疗效，FDA已经批准这些联合用药方案[122-123]。

由于大脑是"免疫特权"部位，所以尽管临床前数据表明免疫检查点抑制剂在GBM小鼠模型的CNS有活性，但我们仍不清楚这些药物在人体内是否具有CNS活性[124]。在CNS中，这些药物可能的有效性存在多重理论上的挑战：单克隆抗体穿过血-脑屏障的能力、正常脑实质中T细胞数量较少，以及类固醇在有症状的脑病变治疗中的广泛使用[125]。由于这些理论上的挑战，许多非小细胞肺癌和其他癌症的免疫检查点抑制剂的初步试验排除了有脑转移的患者，或者要求在开始系统

治疗之前进行局部治疗，从而限制了对药物颅内活性的解释。

迄今为止，只有一项前瞻性研究评估了ICI作为未经治疗的非小细胞肺癌脑转移患者的一线治疗的疗效[38-39]。这项2期非随机、开放标签研究纳入了接受帕博利珠单抗治疗的无症状脑转移的黑色素瘤或非小细胞肺癌患者。早期分析显示，18例非小细胞肺癌患者中有6例（33%）颅内缓解，其中4例完全缓解，2例部分缓解，缓解率与颅外疾病相当[38]。该试验的最终分析显示，在PD-L1＞1%的患者中，IRR为29.7%，2年OS为34%（而该人群的历史OS为14.3%）[39]。需要注意的是，该试验只纳入了病灶＜20 mm且无皮质类固醇使用的无症状脑转移患者。

大多数检查点抑制剂治疗肺癌的试验都排除了未接受过治疗的脑转移患者，但在评估纳武利尤单抗、帕博利珠单抗和阿替利珠单抗系统性疗效的几项初始试验中，纳入了接受过局部治疗的稳定脑转移患者。这些研究进行了亚组分析以确定是否能在脑转移人群中观察到同样的PFS和OS获益。CheckMate 057第3期试验纳入了582例非鳞状非小细胞肺癌患者，其中有68例脑转移患者，研究比较了纳武利尤单抗与多西他赛作为二线治疗的效果[126]。该研究没有评估颅内缓解情况，但该亚组无OS获益（HR 1.04）。对纳武利尤单抗与多西他赛用于既往接受过治疗的晚期非小细胞肺癌的CheckMate 057、063和017试验的Ⅱ期和Ⅲ期汇总数据进行分析，发现脑转移患者亚组也没有OS获益，但在观察疾病进展时，33%的患者没有CNS进展的证据[127]。

Keynote-024三期研究比较了一线使用帕博利珠单抗和铂类化疗治疗非小细胞肺癌（PD-L1表达＞50%）的疗效，研究纳入了128例（共305例）经治疗后稳定的脑转移患者，并进行亚组分析[128]。此试验未评估颅内缓解情况，但亚组分析表明，与化疗相比，帕博利珠单抗组有PFS获益的趋势（HR 0.55，95% *CI* 0.2～1.56）。Keynote-189是一项比较帕博利珠单抗联合铂类双药与单独化疗治疗非鳞状非小细胞肺癌的三期试验，该试验纳入了一个最大的预先选择的脑转移患者亚组，也是少数纳入了未接受治疗的脑转

移患者的试验之一[129]。在入组的616例患者中，109例患者（17%）发生了脑转移（包括接受过治疗和未接受过治疗的患者）。在分析中，发现有CNS转移的亚组有显著的OS获益，三联疗法与单独化疗的HR为0.36。对Keynote-189中有肝或脑转移的患者进行的亚组分析证实了这些人群的获益，PFS和OS改善与无脑转移患者相似[130]。

OAK试验是一项在既往接受过治疗的非小细胞肺癌患者中比较阿替利珠单抗与多西他赛疗效的三期研究，该试验也对123例稳定或已接受治疗的脑转移患者进行了预先计划的亚组分析[131-132]。在此研究中，有CNS转移的患者有OS获益的趋势，阿替利珠单抗组的中位OS为16.0个月，而多西他赛组为11.9个月（HR 0.75，P=0.1633）[132]。试验还观察到，阿替利珠单抗组在基线时有脑转移的患者出现新CNS病变的中位时间较长（中位数未达到，而多西他赛组为9.5个月），并且在6个月、12个月和24个月时无新发脑部病变的概率较高（分别为85% vs 64%，76% vs 42%和76% vs 0）。一项对OAK和其他4项试验的汇总分析也评估了阿替利珠单抗治疗CNS转移患者的疗效和安全性[133]。此研究对OAK试验中的85例CNS转移患者进行了疗效分析，并对合并安全队列中的79例CNS转移患者进行了安全性分析。阿替利珠单抗组患者有OS获益（HR 0.54），中位OS为20.1个月，而多西他赛组为11.9个月。阿替利珠单抗组出现新发病变的风险较低（HR 0.42），观察时间内未出现新发病变，而多西他赛组为9.5个月。安全性评估显示脑转移患者的神经系统不良反应数量略有增加，但未观察到3~5级神经毒性[133]。

意大利和法国针对非鳞状非小细胞肺癌患者的纳武利尤单抗扩展用药计划是目前纳入了脑转移患者的检查点抑制剂研究队列中最大的队列之一。在意大利的扩展用药计划中，1588例接受过治疗的非鳞状非小细胞肺癌患者中有409例出现无症状脑转移[134]。值得注意的是，在该组中，117例患者（29%）正在接受小剂量类固醇治疗（<10 mg/d泼尼松），74例患者（18%）正在接受小剂量类固醇治疗和放疗。CNS转移患者的ORR为17%，与总体人群（CR 4例，PR 64例）的ORR相似。脑转移患者的1年OS为43%，而队列

中所有患者的1年OS为48%。在该组中，纳武利尤单抗毒性在有和没有CNS转移的患者中相似。意大利扩展用药计划中还有一个鳞状非小细胞肺癌队列，并且该研究对该组中有CNS转移的患者进行了单独的分析[135]。在该队列中，371例患者中有37例发生脑转移，其中22%正在接受小剂量类固醇治疗，57%接受过放疗。与非鳞状细胞癌组相似，有和没有脑转移的患者的OS和PFS获益相似，颅内ORR为19%，DCR为49%。两组的安全性相当，无3~5级CNS毒性。法国纳武利尤单抗扩展用药计划纳入了600例既往接受过治疗的晚期非小细胞肺癌患者，其中有130例脑转移患者。在该队列中，部分缓解率为16%，病情稳定率为33%，与整个患者人群相当[136]。脑转移患者的OS为6.6个月，而无CNS转移的患者为9.9个月。

一项大型观察性研究的结果显示，在来自5个欧洲中心接受免疫检查点抑制剂治疗的1025例非小细胞肺癌患者中，有255例患者在开始治疗时已发生脑转移[137]。在这项研究中，脑转移患者和无脑转移患者的ORR相似，分别为20%和22%。颅内ORR为27%，颅内DCR为60%。这也是少数关注PD-L1的影响的研究之一，研究结果显示，在14例可获得该信息的患者中，PD-L1表达1%或更高的患者与PD-L1阴性患者相比，IRR有所提高（35% vs 11%）。有脑转移患者和无脑转移患者的中位PFS相似，分别为1.7个月和2.1个月。有CNS转移患者的中位OS较差，为8.6个月，无CNS转移患者为11.4个月（P=0.035）。

另一个研究方向是免疫治疗和放疗的结合。有人猜测两者的联合可能存在叠加效应，因为辐射本身会产生免疫应答，并可能会产生新抗原[138]以及改善肿瘤特异性T细胞应答[139-141]。临床前研究表明，肺癌放疗和免疫治疗可能会有协同效应[142]。对Keynote-001试验数据的二次分析显示，与未接受过放疗的患者相比，接受过放疗（胸腔内或胸腔外）的患者接受帕博利珠单抗治疗后的PFS和OS显著较长[143]。几项回顾性研究、成组病例分析和一项前瞻性研究评估了这种治疗方法在黑色素瘤和脑转移患者中的应用，结果显示免疫检查点抑制剂联合CNS放疗是安全有潜在益处的[144-149]。另外两项回顾性研究

评估了该联合疗法在肺癌患者中的作用，结果再次表明该方法是安全且有潜在益处的[144, 150]。只有一项回顾性研究对180例因脑转移而接受伽玛刀放射外科（GKRS）治疗的患者（包括71例肺癌患者）进行了分析，结果显示，与接受细胞毒性化疗或靶向治疗的患者相比，接受免疫治疗的患者有更高的放射性坏死率[151]。在该研究中，180例患者中有39例发生了放射性坏死或"治疗相关影像学改变"（相当于放射坏死的影像学改变），其中有37%（12/32）的患者只接受免疫治疗，25%（5/20）的患者只接受靶向治疗，16.9%（14/83）的患者只接受细胞毒性化疗。有趣的是，在治疗过程中接受化疗的患者（包括同时接受免疫治疗或靶向治疗的患者）发生放射性坏死的风险降低。

越来越多的证据印证了检查点抑制剂用于非小细胞肺癌脑转移患者的安全性和有效性。在特定病例中，对于脑部病变较小且位于非关键部位的无症状CNS转移患者，特别是对免疫治疗获益可能性较大的患者（PD-L1高表达的患者），可以考虑放弃局部治疗选择免疫治疗。对于病变较大或有症状的脑转移患者，特别是那些需要大剂量类固醇的患者，早期局部治疗仍然是推荐的一线治疗方法。同时或先后使用放疗和免疫治疗可能改善CNS的应答，但也可能增加放射性坏死的风险。目前最优疗法尚未确定，还需进一步的研究。

第五节　结论

CNS转移是非小细胞肺癌患者发病和死亡的重要原因。虽然局部治疗仍然是大多数患者的首选疗法，但越来越多的证据表明，一些患者可以预先进行系统治疗，同时密切监测大脑反应。检查点抑制剂和许多针对非小细胞肺癌的靶向治疗已经在CNS中显示出有效性和安全性。对一些患者而言，这可能会有效控制疾病，而且没有放疗和手术等局部治疗可能带来的损伤。

（杨柳青　陈婧瑶 译）

参考文献

扫码查看

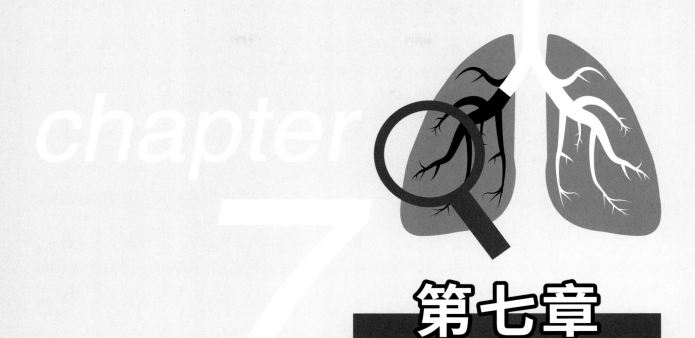

第七章

免疫检查点抑制剂引起的
免疫相关不良事件谱和管理

Marianne Davies，Armand Russo

【摘要】

免疫检查点抑制剂（immune checkpoint inhibitors，ICI）的使用正在迅速扩展到许多癌症亚型。临床实践以使用这类制剂为主。癌症治疗期间，ICI引起的免疫相关不良事件（immune-related adverse event，IRAE）的范围广泛。PD-1/PD-L1和CTLA-4检查点抑制剂都可能产生脱靶效应，导致免疫系统攻击任何器官系统。毒性发生的时间很难预测。尽管严重程度有所不同，但可能是致命的。因此，需要在治疗过程中尽早且频繁评估毒性，并在出现早期症状时进行管理，避免器官衰竭危及生命。至关重要的是，现代肿瘤学从业者要了解这种毒性的潜在基础，并能准确识别继而对其严重程度进行分级，以及掌握器官病理生理学知识。在本章中，将对IRAE的发生率、发生机制和危险因素进行综述。重点是深入论述器官系统毒性的特征和管理。

关键词：免疫治疗相关毒性；免疫抑制；皮质类固醇；自身免疫病；肺炎；结肠炎；内分泌病；心肌炎；皮炎；肾炎；肝炎；甲状腺功能减退；毒性；炎症；神经病

第一节 引言

在20世纪的前十年，FDA批准的ICI药物的数量迅速增加。在一线治疗及以后，有九个疾病领域获得了一个以上FDA批准的适应证[142]。例如，在治疗上，抗PD-1药物帕博利珠单抗已获得20项批准，用于治疗各种异质性疾病，如头颈部鳞癌（head and neck cancer squamous cell carcinoma，HNSCC）、黑色素瘤（melanoma）、复发/难治性霍奇金淋巴瘤（Hodgkin's lymphoma，HL）、原发性纵隔B细胞淋巴瘤（primary mediastinal B cell lymphoma，PMBCL）和非小细胞肺癌。此外，ICPI被批准治疗错配修复缺陷/微卫星不稳定性高的肿瘤，与肿瘤类型无关。并且近年来已被用于治疗MMRD / MSI-H的结直肠癌（colorectal cancer，CRC）和卵巢癌（ovarian cancer，OC）。很显然的是，ICI通过一种共同的治疗机制将不同的疾病联系在一起。由于ICI在现代癌症治疗中的广泛应用，开展毒性方面的教育和对毒性的进行适当管理至关重要。

一、临床情景

患者，男，61岁，有50年吸烟史，其临床表现为右肺上叶病变2.5 cm，多个同侧气管旁淋巴结和左腋窝淋巴结肿大2 cm，C$_4$椎体破坏性病变，需要手术固定。这些病变在PET/CT成像上均清晰可见。颈椎内固定术的手术标本显示为腺癌，与肺原发肿瘤一致。手术活检取得的肿瘤细胞中PD-L1阳性率为90%。该患者参加了临床试验，作为试验治疗的一部分，他接受了每3周200 mg固定剂量的帕博利珠单抗。不幸的是，在第三次给药后，即开始治疗的9周后，患者出现恶心、呕吐、严重疲劳、腹部不适和腹泻（每天4次水样便）。谷丙转氨酶（alanine aminotransferase，ALT）和谷草转氨酶（aspartate aminotransferase，AST）升高到正常上限的4倍，碱性磷酸酶（alkaline phosphatase，ALP）也随之升高4倍。由于药物毒性，患者不得不停止试验治疗。

国家综合癌症网络、ASCO、SITC和欧洲肿瘤内科学会等国际肿瘤学机构都为ICI毒性管理提供了专家指导。*The Journal of the NCCN* [140]、*Journal of Clinical Oncology* [21]、*Journal of Immunology of Cancer* [111]及*Annals of Clinical Oncology* [53]都包含了面向从业者的专家书面指导。本章将对这些内容进行回顾。

在下文中，我们将论述ICI引起的器官特异性毒性的诊断、分级和管理。本综述的目的是在所有临床场景中识别和管理潜在危及生命的毒性提供公共资源。上述案例将在结论中讨论。

二、免疫检查点抑制剂引起免疫相关不良事件的发生机制

肿瘤发生是一个细胞生长和转移的多阶段过程。肿瘤能够通过利用检查点途径来逃避人体免疫系统的监视，从而促进肿瘤发生。体内的免疫检查点可以防止T细胞的活化、增殖和介导的炎症。肿瘤可以利用这些自然检查点，阻止T细胞的识别并促进T细胞的耗竭。ICI，如CTLA-4抑制剂和PD-1/PD-L1抑制剂，可以阻断这些耗竭途径，从而产生抗肿瘤免疫反应[58]。在这个过程中，随之而来的任何身体组织中不受调控的炎症反应和不良事件都可能发生。换句话说，免疫系统对抗肿瘤的反应的激活不仅限于肿瘤本身。ICI可能会导致偏离目标的组织损伤。T细胞激活的强度和范围不受控制都会导致IRAE。许多研究已经注意到具有临床意义的抗肿瘤靶向和IRAE负担同时存在[11]。

ICI非靶向免疫效应的病理生理学机制尚未完全阐明，但需要一个多阶段的过程将免疫细胞耗竭的逆转和激活与正常身体组织联系起来。有几个概念有助于指导人们对免疫激活和毒性的思考。T细胞反应的扩增、预先存在的自身抗体的增加、新的自身抗体的产生、通过抑制CTLA-4来增强补体介导的激活、抗原表位扩散也就是已激活的T细胞开始识别来自初始T细胞反应的更大范围的抗原带，以及暴露于微生物组的抗原开始刺激自我定向免疫的生态失调，这些概念都可以帮助指导我们理解免疫激活和毒性反应[89, 109, 128, 133]。潜在的*HLA*基因多态性也被认为与ICI非靶向免疫效应的病理生理学机制有关[71-72]。当使用伊匹木单抗时，下丘脑中表达的抗CTLA-4可以被识别为靶点，通过抗体和细胞介导的方式进行细胞毒性反

应。部分黑色素瘤患者在接受ICI治疗后会出现白癜风，这就是作为恶性抗原与正常黑素细胞抗原的T细胞交叉反应的一个例子[106, 155]。肠道微生物群落，特别是CTLA-4抑制剂中的类杆菌属和PD-L1抑制剂中的双歧杆菌，可增强肿瘤杀伤力[127, 144]。与未接受抗生素治疗的患者相比，在ICI治疗前和治疗期间的抗生素暴露会削弱正常肠道微生物菌群，对非小细胞肺癌患者的PFS、OS和应答率产生负面影响[49, 108, 116]。

三、按药物和联合用药统计的免疫相关不良事件发生率

IRAE在接受ICI治疗的患者中的发生率高达90%，伴有更严重毒性反应的IRAE的发生率高达13%[77]。与作用于外周组织和TME的PD-1/PD-L1抑制剂相比，作用于初级淋巴组织抗CTLA-4抑制剂发生IRAE的频率更高，严重程度更高，二者联合阻断引起的IRAE最为严重[10, 20, 39, 46, 55, 109]。

据报道，CTLA-4抑制剂中所有级别IRAE的发生率为60%～90%，而在PD-1/L-1抑制剂中所有级别IRAE的发生率为39%～70%[20, 28]。报道显示，PD-1/PD-L1抑制剂、CTLA-4抑制剂、联合ICI组、联合ICI和化疗组的级别≥3的IRAE发生率分别为14%、34%、55%和46%[10, 50]。较高级别的IRAE可导致严重的发病率和死亡率[69, 89]。例如，使用CTLA-4抑制剂所导致的以腹泻为主的胃肠道毒性比使用PD-1抑制剂更高（35% vs 13%）[128]。致死的主要原因是胃肠道、肺、心脏和肝脏的毒性，与PD-1抑制剂相比，CTLA-4抑制剂（伊匹木单抗）具有更高的致命毒性[66, 149]。抗PD-1、抗CTLA-4和抗PD-1联合抗CTLA-4的死亡率为0.25%～1%[99]。IRAEs通常在开始治疗后的几周到几个月内出现，然而，有些甚至在停止治疗后也会进展[39, 68, 109]。

ICI毒性反应后的恢复需要临床判断。预计约28%的患者会再次治疗后出现IRAE[45]。肝炎（OR 3.38；95% CI，1.31～8.74；P=0.01）、结肠炎（OR 1.77；95% CI，1.14～2.75；P=0.01）和肺炎（OR 2.26；95% CI，1.18～4.32；P=0.01）复发的风险较高。再次出现毒性的时间与首次出现的时间相似。内分泌毒性再挑战治疗后IRAE频率比其他毒性（如肺炎或结肠炎）要高得多，且一旦复发后致命结局风险较高。

四、识别有发生免疫相关不良事件风险的患者的生物标志物

目前，还没有常规使用预测性标记物来预测IRAE[61]。一项对254例接受PD-1抑制剂治疗的转移性黑色素瘤患者的研究表明，年龄不是毒性的预测因素[18]。在一项对184例非小细胞肺癌患者的研究中，任何一种IRAE的发生都与基线血液中性粒细胞-淋巴细胞比率低和血小板-淋巴细胞比率低（low platelet-to-lymphocyte ratio，L-PLR）有关[105]。在血小板-淋巴细胞比率低患者中，发生IRAE的比例为42.9%，而在高PLR患者中，发生IRAE的比例为21.3%。血小板-淋巴细胞比率低也与PFS改善有关。

第二节　免疫检查点抑制剂引起的免疫相关不良事件的管理

IRAE的有效管理取决于早期识别和干预。专业组织根据自身免疫性疾病的治疗、临床试验和病例报告制定了专家共识临床实践指南，作为IRAE管理的建议[1, 21, 53-54, 109, 111, 140]。不良事件通用术语标准（Common Terminology Criteria for Adverse Events，CTCAE）工具被用作描述和对每种IRAE严重程度分级的参考[141]。基于IRAE的严重程度或级别开展指导性干预措施。干预的目的是在不影响ICI治疗效益的情况下解决IRAE。对于轻度（1级）IRAE，可以通过支持性和对症措施、密切监测以及在大多数情况下继续ICI治疗来处理；对于中度（2级）IRAE，ICI应暂停；而对于重度（3～4级）IRAE则需永久停用ICI。

由于皮质类固醇免疫抑制剂甲基泼尼松龙（每天0.5～2.0 mg/Kg）具有快速起效和抗炎作用，是2级及以上IRAE的治疗基础[39, 86, 114]。持续给药，直到IRAE改善到1级。然后在至少4周内逐渐减少皮质类固醇剂量，以防IRAE复发。在某些情况下，这个过程可能需要几周到几个月的时间[126, 140]。患者需要持续评估皮质类固醇的潜在

不良反应，如体重增加、高血糖、高血压、胃炎、机会性感染、肌肉萎缩、皮肤脆弱和情绪障碍。

胃炎和消化不良可以通过与食物一起服用类固醇和H₂受体阻滞剂来缓解。甲氧苄啶和磺胺甲恶唑DS TIW预防性抗微生物可以降低机会性感染的风险，如预防耶氏肺孢子虫（pneumocystis jiroveci pneumonia，PJP）[13]。如果对磺胺类过敏，可以给患者使用阿托伐醌（atovaquone）。使用质子泵抑制剂（proton pump inhibitor，PPI）和甲氧苄啶和磺胺甲恶唑（trimethoprim/sulfamethoxazole）存在急性间质性肾炎的风险，因此必须密切监测肾功能[126]。应避免使用PPI，因为一些研究表明，使用PPI可能会对接受ICI治疗的非小细胞肺癌患者的OS产生负面影响[27]。对于需要长期类固醇治疗的患者，可推荐使用抗病毒和抗真菌药物。建议使用钙和维生素D来降低患骨质疏松症的风险。

对于2级IRAE，考虑到存在IRAE复发的风险，需要谨慎考虑重新开始ICI治疗[121,125]。如果皮质类固醇治疗对IRAE无效，可能需要额外或替代的免疫抑制治疗。过度活化的调节性T细胞可能会释放更多的细胞因子，如肿瘤坏死因子，诱导更多的炎性细胞因子，从而加剧了组织和器官的炎症反应[104]。研究发现，在出现CTLA-4诱导的难治性结肠炎的患者中存在高浓度的TNF-α[30]。英夫利西单抗（infliximab）是一种TNF-α抑制剂，通常是推荐的治疗方法，但某些禁忌证除外，包括肝炎、活动性结核感染、消化道穿孔和充血性心力衰竭[21,39,53-54,109,111,114,124,140]。英夫利西单抗剂量为5 mg/（kg·IV），如果症状持续，可在2周内重复给药。继续给予皮质类固醇治疗，直到IRAE降至1级或更低。如果时间允许，建议对感染这些疾病的高危患者进行结核分枝杆菌、人类免疫缺陷病毒、甲型和乙型肝炎（hepatitis A & B）检测。其他免疫调节剂包括霉酚酸酯（mycophenolate mofetil，MMF）、静脉注射免疫球蛋白、环磷酰胺、甲氨蝶呤、抗胸腺细胞球蛋白、塔西单抗（tocilizumab）、利妥昔单抗（rituximab）等[21,86,140,147]。

在IRAE发作后使用皮质类固醇不会影响应答率或OS[62,80,122]。对类固醇难治性IRAE使用额外的免疫抑制剂也不会对生存效益产生负面影响[23,62,147]。然而，在非小细胞肺癌患者中，类固醇的基线使用量＞10mg/天或使用类固醇治疗癌症相关症状，这与客观缓解率、PFS和OS降低相关[9,43]。下面将更详细地概述针对每个器官的特定性IRAE管理方法。

第三节　器官特异性免疫相关不良事件

一、皮肤毒性

皮肤类症状是报道最常见的IRAE症状，常发生在服用伊匹木单抗、PD-1/PD-L1抑制剂和二者联合用药的患者中，占比分别为8%～21%、18%、40%[79,114]，中位发病时间为4～8周[39,153]。皮肤IRAE可包括斑丘疹、瘙痒、红斑、黏膜炎、白癜风和苔藓样皮疹[34]。瘙痒通常发生在皮疹之前，也可能单独出现。皮肤病毒性的其他原因也需要评估。这些原因包括：接触性皮炎、湿疹/牛皮癣、病毒性疾病、感染和其他药物毒性（由于联合化疗、靶向治疗、抗生素等药物导致）。应该进行全面的皮肤检查，包括黏膜区域，以确定受影响的体表面积（body surface area，BSA）。1级皮疹被定义为BSA＜10%，可以用轻到中等强度的局部类固醇治疗。2级皮疹定义为10%～30%BSA，应使用中等强度的局部类固醇治疗，同时考虑系统性口服类固醇。对于轻度皮肤病毒性，可以继续进行ICI治疗。然而，ICI治疗应在3～4级停止，开始全身静脉注射类固醇并转诊至皮肤科医师。抗组胺药、GABA激动剂、NK-1受体抑制剂、抗抑郁药或奥马珠单抗可用于严重瘙痒[139]。严重和潜在危及生命的皮肤病反应虽然罕见，但一经发现需要永久停止ICI并施加积极的医疗干预。这些疾病包括史-约综合征、中毒性表皮坏死松解症（toxic epidermal necrolysis，TEN）、伴有嗜酸性粒细胞增多和全身症状的药物性皮疹（drug induced rash with eosinophilia and systemic symptoms，DRESS）和急性发热性嗜中性细胞皮肤病，又称Sweet病[15,111]。

皮疹和瘙痒治疗的分级建议见表7-1。

二、胃肠毒性

胃肠道IRAE包括腹泻、结肠炎、食欲不振、恶心、黏膜炎、食管炎、胃炎和胰腺功能障碍。腹泻和结肠炎是第二常见的IRAE，中位发病时间为治疗开始的6～8周[39, 153]。即使停止ICI治疗，结肠炎也可能进展或复发[31]。接受ICI治疗的非小细胞肺癌患者中有20%～32%会出现腹泻[8, 56, 78]。与PD-1/PD-L1抑制剂治疗的患者（11%～19%）相比，抗CTLA-4单药治疗

（54%）的腹泻/结肠炎的发病率更高，联合使用抗CTLA-4和PD-1/PD-L1抑制剂治疗的患者发病率最高[2, 52]。在使用抗PD-1/PD-L1药物的患者中，以腹痛或结肠镜下炎症为特征的结肠炎的发病率达1%～1.9%[57, 112]，在联合使用抗PD-1和抗CTLA-4的患者中发病率增加到3%～12%[8, 56-78]。在一线接受抗PD-1/PD-L1治疗的非小细胞肺癌患者中，所有级别结肠炎的发病率（1.52%）均高于二线治疗（1.88% vs 0.78%）[81]。

患者可能会出现水样便、腹部痉挛、压迫感、腹痛、便血和黏液便、腹胀、腹部膨隆、发

表7-1　皮肤毒性：皮疹和瘙痒

评估	·评估既往皮肤病病史（如湿疹、牛皮癣） ·全面的皮肤检查，包括在治疗前和每次治疗时的黏膜检查 ·评估水疱和淋巴水肿 ·皮疹病历附图排除其他原因：病毒性疾病、感染、其他药物性皮疹、接触性皮炎；湿疹发作、牛皮癣 ·实验室检查：CBC，CMP，LFTs，自身免疫性皮肤病的血清学测试 ·如怀疑自身免疫性疾病，应进行行抗核抗体检测			
级别	1	2	3	4
皮疹和瘙痒具体表现	斑疹/丘疹覆盖<10%体表面积有或无症状（如瘙痒、灼热、紧绷感）不影响生活质量	斑疹/丘疹覆盖<体表面积的10%～30%有或无症状（如瘙痒、灼热、紧绷感）限制工具性日常生活活动	斑疹/丘疹覆盖>30%体表面积有或无症状限制自我护理日常生活活动	伴有危及生命的继发感染的丘疹脓疱性皮疹覆盖体表面积超过30%且需要ICU收治的史蒂文斯-约翰逊综合征、TEN和大疱性皮炎
医疗管理	·继续ICI ·外用类固醇（轻度至中等强度）乳膏±口服或外用 ·治疗瘙痒炎的抗组胺药物	·考虑暂停ICI ·局部类固醇（中等强度）±口服或局部使用 ·治疗瘙痒炎的抗组胺药物考虑开始使用泼尼龙（或同等药物）0.5～1.0 mg/（kg·d） ·考虑皮肤科咨询 ·每周监测一次 ·如果无效，则依照3级处理	·暂停ICI ·外用高效类固醇乳膏静脉注射甲泼尼龙0.5～1.0 mg/kg ·咨询皮肤科医师考虑皮肤活检 ·在1级时恢复治疗	·暂停ICI ·静脉注射甲泼尼龙1.0～2.0 mg/kg ·皮肤科紧急会诊 ·考虑住院治疗 ·当降至1级、类固醇治疗已降至相当于泼尼龙每天≤10 mg时，考虑恢复ICI治疗
支持性干预	·避免皮肤刺激物 ·避免阳光暴晒 ·局部润肤剂 ·治疗瘙痒的GABA激动剂，阿瑞匹坦（aprepitant）或奥马珠单抗 ·口服/静脉注射抗生素治疗重复感染			

注：BSA=体表面积；TEN=中毒性表皮坏死松解症；CBC=全血细胞计数；CMP=生化全套；LFT=肝功能检查。
数据来自：AIMwithImmunotherapy Essentials[1]，Brahmer[21]，Haanen[53-54]，Thompson[139-140]和US Dept. HHS[141]。

热。由于慢性便秘或阿片类药物诱导便秘的患者可能会出现不同的IRAE类型，因此在开始治疗前评估基线的排便模式是很重要的。临床医师应计算24小时内的排便频率和排泄量，包括造口量和大小便失禁。

医师应评估腹泻的其他可能原因，包括饮食摄入、感染病因、其他炎症病因、药物不良反应（包括抗生素、大便软化剂和泻药）。长期使用非甾体类抗炎药（non-steroidal anti-inflammatory drugs，NSAID）、PPI和选择性5-羟色胺再摄取抑制剂（selective serotonin reuptake inhibitors，SSRI）会增加显微镜下结肠炎的风险[22, 145]。实验室检查包括全血细胞计数（complete blood count，CBC）、生化全套（complete metabolic panel，CMP）、红细胞沉降率（erythrocyte sedimentation rate，ESR）、C-反应蛋白（C-reactive protein，CRP）。此外还需检测细菌和病毒粪便培养物包括白细胞（leucocytes）、虫卵/寄生虫（ova/parasite）、病毒聚合酶链式反应（viral PCR）、艰难梭菌毒素（clostridium difficile toxin）、巨细胞病毒和隐孢子虫（cryptosporidia），以排除感染原因。腹部/盆腔CT扫描有助于评估免疫相关性结肠炎的结肠壁增厚。建议使用结肠镜检查和（或）内镜检查来评估结肠炎的范围和严重程度[60, 148]。粪便乳铁蛋白和钙卫蛋白是粪便炎症生物标志物，有助于区分功能性腹泻和炎症性腹泻，还可能有助于识别内镜下可能出现黏膜溃疡的患者，并预测对皮质类固醇治疗的不良反应[148]。

对于轻度1级腹泻/结肠炎可以用洛派丁胺（loperamide）和地芬诺酯/阿托品（diphenoxylate atropine sulfate）等止泻药治疗。对于2级或更高级别的腹泻，建议使用皮质类固醇，并在缓解至1级后4~6周逐渐减少用量。

如果皮质类固醇治疗腹泻无效，建议根据需要在第一次治疗后2周使用英夫利西单抗进行额外的免疫抑制治疗[21, 139]。在结肠炎后10天内开始使用英夫利西单抗可以缩短症状持续时间，减少住院率和类固醇减量失败风险[4]。维得利珠单抗是一种针对胃肠道的单抗免疫抑制药，建议用于对英夫利西单抗无效的患者[16]。最新的数据表明，在不等待类固醇治疗失败的情况下，更早地（≤10天）开始使用替代免疫抑制剂（如英夫利西单抗、维得利珠单抗）会带来更有利的结果，包括症状持续时间、住院时间和类固醇使用的减少，以及类固醇失败率降低[4, 70]。

据报道，血清脂肪酶/淀粉酶升高＞3级的胰腺功能障碍发生率，在抗CTLA-4药物组中为0.9%~3%，抗PD-1/PD-L1药物组为0.5%~4%，联合用药组为1.2%~8%[5, 56-57, 78, 112, 130]。抗PD-1/PD-L1和抗CTLA-4单药治疗组观察到实验室检查异常的中位时间分别为46天和69天。临床上，患者通常无症状，胰腺影像正常，实验室检查可能存在异常。既往有胰腺炎、II型糖尿病和过度饮酒史的患者可能风险更高[5]。脂肪酶水平通常会随着ICI治疗的暂时停止而改善到基线水平[60]。如果进展为急性胰腺炎，则需要免疫抑制治疗。表7-2概述了腹泻/结肠炎治疗的分级建议。

三、肺毒性

据报道，ICI引起的肺炎发病率为5%~19%，其中1%~2%的病例为3级和4级肺炎[48, 57, 96]。抗PD-L1单药治疗的发病率高于抗PD-1和抗CTLA-4单药治疗，以及抗PD-1/PD-L1和抗CTLA-4联合用药治疗[96-98, 100, 107, 154]。虽然肺炎相对罕见，但它是导致IRAE相关死亡的最常见原因之一。有吸烟史、既往肺部疾病、非小细胞肺癌和老年人的肺炎发病率较高[74, 93, 98]。与之前接受过治疗的患者相比，未接受过治疗的患者患肺炎的比率更高（4.3% vs 2.8%）[74]。非小细胞肺癌患者患高级别肺炎、死于肺炎的风险增加[100]，OS更低[32, 48, 131-132]。一项研究显示，低血清白蛋白是非小细胞肺癌患者患肺炎的预测因子[48]。发病的中位时间为2~24个月[97, 100]。出现的症状可能很轻微，包括新的和加重的咳嗽、呼吸困难、发热、胸痛、喘息、缺氧加重（室内空气中氧饱和度<90%）和补充氧气需求增加。在某些情况下，肺炎可能在出现明显症状之前就可通过CT扫描发现。症状可能与其他肺部疾病相似，如肺转移、淋巴管疾病进展、感染、肺栓塞和胸腔积液。

表 7-2　胃肠道 - 腹泻 ± 结肠炎

评估	·计算24小时内排便次数和排泄量，包括造口量和大小便失禁 ·药物核查以排除腹泻/结肠炎的其他因素：抗生素、粪便柔软剂、泻药、NSAIDs、PPI、SSRI ·采集血液（CBC、CMP、LFTs、CRP、TSH）以排除感染和电解质失衡 ·粪便乳铁蛋白和钙卫蛋白生物标志物 ·粪便培养以排除其他原因（白细胞、虫卵和寄生虫、病毒聚合酶链式反应、艰难梭菌毒素、CMV和隐孢子虫） ·考虑腹部/盆腔CT ·考虑结肠镜检查/内镜检查			
级别	1	2	3	4
症状	排便次数少于4次每天或造口量比基线增加；无症状	4～6次液体/软便每天或造口量较基线中等增加腹痛、便血或黏液	大便次数≥7次每天；失禁状态造口量显著高于基线对日常生活活动的干扰	腹膜体征；危及生命
医疗管理	·观察；一旦排除感染，抑制胃肠动力药物（洛派丁胺或口服氰苯哌酯/阿托品） ·布地奈德解痉剂	·停用ICI；泼尼龙1 mg/（kg·d）；如果在2～3天没有反应，增加类固醇的剂量并考虑使用英夫利西单抗 ·考虑胃肠病咨询	停用抗CTLA-4；PD1/PD-L1可在恢复到G1后恢复 ·胃肠科咨询 ·考虑住院护理；静脉注射甲泼尼龙1～2 mg/（kg·d）；如果在2～3天没有反应，继续服用类固醇并考虑添加英夫利西；如果是难治性腹泻/结肠炎，或患者禁忌使用英夫利西单抗	永久停用ICI
支持性干预	·停止使用大便软化剂和泻药 ·饮食调整：清淡饮食，避免高脂肪/乳糖、脂肪、酒精和咖啡因 ·对于4级患者不允许通过口腔摄入任何食物或药物 ·水合作用			

注：CBC= 全血细胞计数；CMP= 生化全套；LFT= 肝功能检查；CRP=C- 反应蛋白；TSH= 促甲状腺激素；CMV= 巨细胞病毒。
数据来自：AIMwithImmunotherapy Essentials[1]，Brahmer[21]，Haanen[53-54]，Thompson[139-140]和 US Dept. HHS[141]。

肺炎可迅速发展为呼吸衰竭和死亡，因此在出现任何肺炎迹象或证据时，应该暂停ICI治疗，并进行完整评估。当怀疑肺炎时，建议行胸部高分辨率CT扫描。CT扫描模式各不相同。弥漫性隐源性机化性肺炎在非小细胞肺癌中最为常见，常见于有单侧浸润性肺炎、非特异性间质性肺炎和过敏性肺炎[48, 100]。具有隐源性机化性肺炎模式的非小细胞肺癌患者需要免疫抑制治疗的可能性增加[96]。慢性肺炎被定义为在使用推荐的类固醇减量方案结束时仍持续存在的肺炎。结束时持续存在的肺炎，在减量期间恶化，需要增加类固醇剂量/额外的免疫抑制/需要免疫抑制的总持续时间12周以上[21, 97, 111, 139-140]。尽管停用ICI并降低类固醇的使用剂量，但仍需要长期的免疫抑制。在非小细胞肺癌患者中，单药治疗慢性肺炎的发生率为

2%，联合检查点治疗增加了慢性肺炎的发生率，激素减量的中位持续时间为37周[97]。

对于2级肺炎，应使用甲泼尼龙/泼尼龙1～2 mg/（kg·d），进行皮质类固醇免疫抑制治疗。当肺炎改善到<1级时，可以逐渐对皮质类固醇减量。如果在48小时内没有改善，应开始增加类固醇剂量或额外的免疫抑制剂如英夫利西单抗、霉酚酸酯、静脉注射免疫球蛋白或环磷酰胺[21, 97, 111, 139-140]。密切监测血氧饱和度和CT扫描是必不可少的。当怀疑有肺炎时，应请肺科会诊。如果出现发热、咳嗽或疑似感染，应咨询传染病专家。支气管肺泡灌洗可能有助于区分IRAE肺炎与感染或疾病进展[97]。表7-3概述了肺炎治疗的分级建议。

第七章

表7-3　肺部：肺炎

评估	· 评估风险因素：既往肺部疾病（哮喘、COPD、肺动脉高压）、既往胸部辐射、吸烟史 · 在治疗开始前和每次ICI剂量下，监测休息时和走动时的脉搏血氧测定 · 排除其他原因：感染、疾病进展、淋巴管扩散、肺栓塞、胸腔积液、放射治疗回忆反应、结节病 · 实验室：CBC、痰培养、病毒、细菌或机会性感染筛查 · 影像诊断：CXR、电子计算机断层扫描、增强计算机断层扫描			
级别	1	2	3	4
症状	· 影像学改变仅限于肺的一个叶或<25%的实质；毛玻璃样混浊、非特定肺炎 · 无症状	· 轻度/中度症状：呼吸困难、胸痛 · 涉及25%~50%的肺实质影像学改变限制工具性日常生活活动 · 指示的医疗干预	· 严重症状；新的或恶化的缺氧；涉及所有肺叶或>50%的肺实质影像学改变限制自我护理日常生活活动	· 危及生命；ARDS · 指示紧急干预
医疗管理	· 停用在1~2周重新评估 · 考虑在3~4周重复CT检查；恢复ICI并提供改善的放射学证据监测脉搏血氧计	· 停用ICI · 泼尼龙1~2 mg（kg·d），在4~6周内逐渐减少至每周5~10 mg · 呼吸科会诊 · 考虑支气管镜检查和支气管肺泡灌洗 · 考虑经验性抗生素 · 每3天监测一次；如果没有改善，泼尼龙治疗48小时后，按3级治疗	· 永久停用ICI · 住院治疗 · 甲泼尼龙1~2 mg/（kg·d）；如果48小时内没有改善，则添加5 mg/kg的英夫利西单抗或霉酚酸酯1 GM IV BID · 呼吸与感染病科会诊	
支持性干预	· 提供氧气支持 · 减少呼吸道刺激 · 提供戒烟支持 · 确保充足的水合作用			

注：COPD=慢性阻塞性肺疾病；ARDS=急性呼吸窘迫综合征；CBC=全血细胞计数；CXR=胸部X线。
数据来自：AIMwithImmunotherapy Essentials[1]，Brahmer[21]，Haanen[53-54]，Thompson[139-140]和US Dept. HHS[141]。

四、内分泌毒性

内分泌IRAEs是ICI治疗的一种独特毒性，对甲状腺、垂体和肾上腺产生影响。在非小细胞肺癌患者中，使用PD-L/PD-L1抑制剂的患者比使用抗CTLA-4药物的患者更容易发生甲状腺功能障碍（2%~10% vs 1.5%~6%），使用联合治疗发病率更高（11%~23%）[14, 24, 33, 115]。它通常始于甲状腺毒症（thyrotoxicosis）［促甲状腺激素（TSH）降低，游离甲状腺素4（FT_4）升高］，并在几周内进展为甲状腺功能减退，而甲状腺功能减退是非小细胞肺癌患者最常见的内分泌毒性[42, 57, 112, 115]。甲状腺毒症/甲状腺炎的主要症状包括体重减轻、心悸、不耐热、焦虑、腹泻和其他高代谢活动指标。原因不明的疲劳、体重增加、不耐寒、脱发和抑郁都与甲状腺功能减退有关。在接受帕博利珠单抗治疗的非小细胞肺癌患者中，发生甲状腺功能障碍的患者的Mos显著长于未发生甲状腺功能障碍的患者（40个月 vs 14个月）[103]。与抗PD-1/PD-L1单抗治疗（0.2%~1.5%）相比，使用伊匹木单抗治疗（1%~17%）和联合检查点治疗（4%~12.8%）的垂体炎（垂体腺炎）发病率更高[20, 24, 33, 42]。垂体炎可能导致继发性甲状腺功能减退、继发性肾上腺功能不全和性腺功能减退。单药ICI组和联合用药组的原发性肾上腺皮质功能不全发生率分别为<1%和4%~8%[33, 57]。I型糖尿病是一种罕见的IRAE，可出现危及生命的糖尿病酮症酸中毒[24]。据报道，接受伊匹木单抗的患者的I型糖尿病发病率是1.4%，接受抗PD-1/PD-L1的患者是0.2%~0.9%，接受联合阻断治疗的患者是5.2%~7.6%[33, 42, 90]。

内分泌IRAE的中位发病时间为8～12周。症状可能反映器官特异性激素缺乏。然而，患者可能会出现疲劳、虚弱、肌肉疼痛、关节痛、头痛、视力变化、心率变化、出汗增加、体重增加或减少、饥饿或口渴增加、脱发、冷热不耐受、便秘、腹泻、恶心、呕吐、腹部不适、性欲减退、头晕和晕厥等模糊症状。

在ICI治疗开始之前，应进行基线血清电解质、甲状腺功能检查（TSH、FT$_4$）。甲状腺功能检查应该在前3个月的每次输液前进行，之后每个月检查一次[21, 53, 139]。如果怀疑是垂体或肾上腺IRAE，应进一步查额外的激素水平，包括促肾上腺皮质激素（adrenocor ticotropic hormore，ACTH）、皮质醇、促卵泡激素（FSH）、黄体生成素、生长激素、催乳素、雌激素和睾酮。垂体/鞍区切割的核磁共振成像被用于诊断垂体炎。然而，垂体增大通常见于急性期，随后随着功能丧失而减小[24, 42]。

内分泌IRAE，尤其是甲状腺功能减退和肾上腺功能不全，是慢性的，需要终身激素替代治疗[135]。由于这些IRAE通常可以通过激素替代得到很好的控制，如果患者获得临床益处且不需要全身类固醇治疗，他们可以继续接受ICI治疗。糖尿病患者需要胰岛素支持，并应在饮食和生活方式的调整方面得到建议。肾上腺功能不全患者除了需要糖皮质激素替代品，还可能需要加用盐皮质激素（又称氟氢可的松）。在肾上腺功能不全和其他内分泌IRAE的情况下，必须在其他激素替代之前更换类固醇，以免肾上腺危象[24, 76, 139, 140]。表7-4概述了内分泌IRAE管理的分级建议。

表7-4　内分泌：甲状腺、垂体和肾上腺免疫相关不良事件

甲状腺功能减退				
评估	·实验室：在治疗期间每4～6周进行一次基线甲状腺功能检查（促甲状腺激素、游离T$_4$、游离T$_3$）；一旦稳定，每6个月一次 ·甲状腺抗体 ·诊断：TSH高，正常至低水平的游离T4；原发性甲状腺功能减退TSH低，游离T$_4$低；继发于垂体炎 ·甲状腺抗体：甲状腺过氧化物酶			
级别	1	2	3	4
症状	TSH＜10 mIU/L和FT$_4$正常 无症状	TSH持续＞10 mIU/L中度症状，能够进行日常生活活动	·医学意义重大或危及生命 ·严重症状无法进行日常生活活动	
医疗管理	观察 继续使用ICI 密切监测TSH和T4	可能暂停ICI，直到症状恢复到基线水平进行甲状腺激素替代治疗 考虑内分泌咨询	·停用ICI，直到症状恢复到基线水平，进行甲状腺激素替代治疗 ·内分泌科会诊 ·如果出现水肿症状，可入院接受治疗（行为改变、极度疲劳、呼吸急促、手脚肿胀）	
支持性干预	·对于没有危险因素的患者，可以用1.6 µg/（kg·d）的理想体重剂量来估计完全替代；对于患有多种医学并发症的老年人或体弱者，滴定剂量从25～50 µg/（kg·d）开始[a] ·如果出现肾上腺功能不足和甲状腺功能减退，必须在甲状腺替代治疗前给予糖皮质激素，以防肾上腺危象			
甲状腺功能亢进				
评估	·实验室：基线甲状腺功能测试（促甲状腺激素、游离T$_4$、游离T$_3$） ·每4～6周监测TSH和FT$_4$ ·甲状腺抗体、促甲状腺免疫球蛋白、甲状腺过氧化物酶抗体 ·监测心电图 ·考虑甲状腺扫描 ·诊断：TSH低至正常，T$_4$和T$_3$升高			
级别	1	2	3	4
	无症状或轻微症状	中度症状能够进行日常生活活动	严重症状医学意义重大或危及生命无法进行日常生活活动	

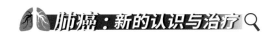 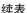
续表

医疗管理	继续使用ICI	·考虑停用ICI，直到症状缓解到基线 ·内分泌科会诊	·停用ICI，直到症状通过适当的治疗达到基线 ·内分泌科会诊 ·症状严重或担心甲状腺危象时将患者住院，并开始使用1~2 mg/（kg·d）或等效的泼尼龙
支持性干预	·β受体阻滞剂缓解症状 ·密切监测症状，因为甲状腺毒症通常转变为甲状腺功能减退症		

垂体炎

评估	·评估电解质失衡，特别是低钠血症；评估继发性肾上腺功能不全和中枢性甲状腺功能减退，监测ACTH、皮质醇、TSH、FT_4（TSH低或正常，游离T_4低；清晨ACTH低，皮质醇低）；评估女性继发性性腺功能减退LH、FSH、催乳素、女性的雌二醇和男性的睾酮。 ·如果患者服用皮质类固醇，则不能用早晨皮质醇进行全面的实验室确认 ·垂体/鞍区切除的MRI			
级别	1	2	3	4

级别	1	2	3	4
症状	无症状或轻微症状	中度症状；能够进行日常生活活动	严重症状；医学意义重大或危及生命；无法进行日常生活活动	
医疗管理	·考虑停用ICI，直到患者的替代激素稳定 ·根据需要补充激素 ·内分泌科会诊		·停用ICI，直到患者在激素替代治疗中病情稳定根据需要补充激素 ·内分泌科会诊 ·考虑使用泼尼松初始静脉注射剂量为1~2 mg/kg治疗，并在两周内逐渐减少	
支持性干预	·糖皮质激素和甲状腺激素替代 ·考虑睾酮和雌二醇替代 ·在肾上腺功能不足和甲状腺功能减退的情况下，必须在甲状腺替代前几天服用类固醇，以避免肾上腺危象 ·指导患者在压力下服用类固醇治疗疾病 ·佩戴医疗警报手环			

肾上腺素缺乏

评估	·评估ACTH和皮质醇（低或抑制的早晨血清皮质醇，高ACTH）监测电解质紊乱；恶心、呕吐、疲劳、嗜睡、意识模糊或昏迷。肾上腺危象监测：低血容量性休克 ·考虑CT排除肾上腺转移			
级别	1	2	3	4
症状	无症状或轻微症状	中度症状；能够进行日常生活活动	严重症状；医学意义重大或危及生命；无法进行日常生活活动	
医疗管理	·考虑停用ICI ·每日用泼尼龙7.5~10 mg（尽可能减少到每日5 mg）或用氟氢可的松（每天上午10~20 mg口服，下午早些时候5~10 mg）进行ICI替代治疗 ·原发性肾上腺功能不全时可能需要使用氟氢可的松（0.1 mg/d）进行糖皮质激素替代治疗。根据血压和症状升高或降低滴定度 ·内分泌咨询	·考虑停用ICI，直到患者对替代激素稳定 ·内分泌咨询开始治疗，维持剂量的2~3倍，以控制急性症状 ·在5~10天逐渐减少压力 ·继续治疗	·停用ICI直到患者在激素替代治疗中病情稳定 ·内分泌科会诊 ·使用生理盐水静脉补液 ·静脉给予应激剂量的糖皮质激素（氢化可的松100毫克或地塞米松4毫克） ·在7~10天内逐渐减少应激剂量的糖皮质激素	

续表

支持性干预	·如果出现症状/皮质醇水平低、促肾上腺皮质激素水平高，则进行皮质醇替代 ·如果已经做出诊断，皮质类固醇的压力剂量可以与氟氢可的松。然而，如果尚未做出诊断，则使用地塞米松治疗，因为刺激测试仍然可以进行 ·在肾上腺功能不全和甲状腺功能减退的情况下，必须在甲状腺置换术前服用类固醇，以避免肾上腺危象 ·在手术前或感染的情况下教育患者压力剂量类固醇 ·所有患者都应佩戴医疗警报手环

注：T_3＝三碘甲状腺原氨酸；T_4＝甲状腺素；ACTH＝促肾上腺皮质激素；LH＝黄体生成素；FSH＝促卵泡激素。

数据来自：AIMwithImmunotherapy Essentials[1]，*Brahmer*[21]，Haanen[53-54]，Thompson[139-140] 和 US Dept. HHS[141]。

五、肝脏毒性

在非小细胞肺癌患者中，抗PD-1/PD-L1治疗患者的肝炎发病率为2%～13%，抗PD-1和抗CTLA-4联合治疗患者的肝炎发病率高达30%[8, 56-57, 60, 78, 134, 150]。当抗PD-1/PD-L1治疗与化疗联合使用时，毒副作用可能更高。级别≥3级的范围为2%～6%。免疫相关肝功能障碍的发病时间为6～14周[39, 152]。

免疫相关肝功能障碍通常是在肝功能检查中偶然发现的，表现为ALT或AST升高，有时伴随胆红素升高。在罕见的严重病例中，症状可能包括恶心、呕吐、右上腹痛、嗜睡、皮肤和巩膜黄染、深色尿液。

肝功能检查，包括ALT、AST、胆红素和碱性磷酸酶，应在ICI治疗开始前和每次给药前进行评估。ICI治疗应在AST或ALT升高超过正常上限的3倍时暂停。应排除其他导致肝功能障碍的原因，包括肝转移的进展、肝毒性药物（如化疗药物、对乙酰氨基酚、他汀类药物、非处方药、草药补充剂）、造影剂、乙醇、血栓栓塞事件、病毒感染（巨细胞病毒、甲型肝炎病毒、乙型肝炎病毒、丙型肝炎病毒）、胆管炎和门静脉高压。腹部超声、CT或MRI可能有助于评估非炎症性原因。联合化疗和ICI治疗的前几周内发生，且在治疗周期之间恢复到基线水平，很可能是由于化疗引起的[117]。应暂停化疗直到转氨酶水平提高到1级，并考虑减少剂量或永久停止化疗[59]。如果没有发现其他原因，则用类固醇免疫抑制治疗肝脏IRAE，甲泼尼龙/泼尼龙1 mg/（kg·d）。在病情较重或难以治愈的情况下，肝病转诊是必要的。如果最初的免疫抑制药物无效或毒性复发，建议添加霉酚酸酯作为额外的免疫抑制剂。英夫利西单抗具有双面性，因为它可能诱发自身免疫性肝炎和危及生命的急性肝功能衰竭[21, 54, 138]。表7-5概述了肝性IRAE管理的分级建议。

六、肾脏毒性

最常见的肾损伤是急性间质性肾炎。肾小球肾炎、血栓性微血管病和微小病变疾病也有相关报道[65, 94]。一项针对11 482例患者进行的48项临床试验荟萃分析显示，抗PD-1/PD-L1的急性肾损伤发生率为2%～4%，抗CTLA-4为4.9%，联合用药为2.2%[85]。甚至一些机构研究报告的急性肾损伤率高达29%[29, 88, 120, 146]。与NSAID和PPI的联合使用会增加风险[123]。如果肌酐水平轻微变化且基线肌酐较低（0.4～0.6 mg/dL），或者肌肉量较低，急性肾损伤可能不容易被察觉，因为肌酐的升高可能仍在正常范围内[126, 146]。抗PD-1/PD-L1治疗的中位发病时间为3～6个月[29, 102]。不过，也有一次用药后就出现肾毒性的病例报告[123]。抗CTLA-4治疗最早在6～12周即出现肾毒性[102]。

肾毒性通常表现为无症状的血清肌酐水平升高，更严重的患者可能会出现疲乏、恶心、虚弱、血尿、水肿和尿量减少等症状[29, 60]。急性肾损伤可通过常规血清肌酸酐或血尿素氮来识别，每次ICI治疗前都应检测血清肌酐或血尿素氮。血清电解质也可能发生变化（如低钾血症、低钠血症）。尿液检查可能会发现亚肾病性蛋白尿升高表现为肌酐比值升高和嗜酸性粒细胞增多[102]。肾毒性＞2级时应暂停使用ICI治疗[21, 139]。应排除导致急性肾损伤的其他原因，包括脱水、感染、败血症、肾毒性造影剂暴露和伴随药物的影响（如抗生素、NSAIDs、ACE抑制剂、利尿剂、PPI和化疗药物）[94, 123]。铂类双联疗法是肺癌联合化疗和ICI治疗的主要方法，但

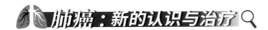

表 7-5 肝脏：转氨酶升高、肝炎

评估	·筛查可能并用的肝毒性药物 ·评估症状：瘙痒、尿液或粪便颜色变化、腹痛、淤伤或出血、腹腔积液、精神状态变化 ·实验室：每次输注前LFT（Alk Phos、AST、ALT、总胆红素）；白蛋白、INR；如果怀疑自身免疫性肝炎：CK、GGT、ANA排除其他原因：病毒性肝炎、CMV再激活、血栓栓塞事件、肝转移 ·考虑肝脏超声或腹部CT			
级别	1	2	3	4
症状	AST或ALT＞ULN至3×ULN或总胆红素＞ULN到1.5×ULN 无症状	AST或ALT＞3×ULN但≤5×ULN或总胆红素＞1.5×ULN，但≤3×ULN 无症状	AST或ALT（5~20）×ULN，或总胆红素（3~10）×ULN 有症状	AST或ALT＞20×ULN和（或）总胆红素＞10×ULN 有症状
医疗管理	·继续使用ICI治疗 ·每周监测实验室检查1~2次	·暂停使用ICI，如果在使用泼尼松≤10 mg/天的情况下，副作用降至1级或以下，可考虑重新开始使用 ·增加实验室检查的频率（每3-5天一次） ·给予皮质类固醇治疗，剂量为0.5 mg至1.0 mg/kg/天	·永久停止使用ICI ·给予皮质类固醇治疗，剂量为1.0~2.0 mg/kg/天 ·如果3天后症状无改善，考虑使用麦考酚酸莫替尔每1~2天 ·监测LFTs ·转诊至肝脏科或胃肠科	·永久性停止使用ICI ·给予皮质类固醇治疗，剂量为2.0 mg/kg/天如果3天后症状无缓解，考虑使用麦考酚酸莫替尔 ·每日监测LFTs ·紧急转诊至肝脏科或胃肠科 ·可能需要进行活检
支持性干预	停止或限制肝毒性药物，包括非处方药、中药补品			

注：LFT＝肝功能检查；AST＝谷草转氨酶；ALT＝谷丙转氨酶；ULN＝健康人群高限；CMV＝巨细胞病毒；CK＝肌酸激酶；ANA＝抗核抗体；GGT＝γ-谷氨酰转移酶。

数据来自：AIMwithImmunotherapy Essentials[1]，Brahmer[21]，Haanen[53-54]，Thompson[139-140] 和 US Dept. HHS[141]。

已知其有肾毒性风险。必须评估化疗药物对患者肾毒性的潜在影响。在联合治疗的最初几周内发病，并在两个周期之间恢复到基线水平，这很可能是化疗所致[59]。应暂停化疗直至血清肌酐降至1级，并考虑减少剂量或永久停止化疗[59]。轻度或低度急性肾损伤可通过适当补水得到改善[53]。如果找不到其他原因，肾脏损伤可通过类固醇免疫抑制治疗，如使用甲基泼尼松龙/泼尼松1mg/（kg·d）。如果怀疑存在与免疫相关的肾损伤，应咨询肾内科医师，并考虑进行肾活检。类固醇难治性病例可使用霉酚酸酯、环孢素或英吉单抗[84]。肾脏IRAE管理的分级建议见表7-6。

七、心脏毒性

心脏IRAE极其罕见，据报道，单一疗法的发生率为1.14%[83]，抗PD-1/CTLA-4联合疗法的发生率更高[156]。有时总体发生率可能被低估，因为并非所有接受ICI治疗的患者都会进行常规监测心脏功能障碍的生物标志物[143]。心脏毒性IRAEs包括心肌炎、心包炎、心肌病、心力衰竭、心包积液和心律失常[143]。最早可在开始使用ICI后数天发病，中位发病时间为34天，但也可能在治疗1年后出现，并具有危及生命的重大风险[83、87]。心肌炎通常与并发肌炎有关，多达一半的患者可能因此而死亡[67、92、119]。最初的症状可能不明显，表现为疲乏、无力和呼吸困难，随着病情加重，进而出现胸痛、心悸、昏厥、头晕或外周水肿。

在开始使用ICI治疗前及怀疑出现心脏毒性时，应进行心电图检查[21、111、138]。所有疑似心脏毒性患者均应接受超声心动图或心脏磁共振成像诊断评估、血清肌酐激酶、血清肌酸激酶同工酶、肌钙蛋白T、C-反应蛋白和脑钠肽生物检查[21、54、111、138]。心肌活检可发现心肌纤维病变、炎症细胞浸润和T细胞淋巴细胞浸润[67、87]。

如果出现2~4级心脏功能障碍，应永久停止ICI治疗。考虑到病情迅速恶化的风险和致命后果的可能性，必须由一个多学科小组负责并转诊至心脏肿瘤专科医师。应立即开始使用皮质类固

表7-6　肾：急性肾损伤/肾炎

评估	·筛选潜在的肾毒性药物 ·在开始治疗前及每次给药前监测血清肌酐和BUN ·排除其他原因：伴随化疗、尿路感染、尿路梗阻、脱水			
等级	1	2	3	4
血清铬	>（1.0~1.5）× ULN	>（1.5~3.0）×基线 >（1.5~3.0）×ULN	>3.0×基线 >（3.0~6.0）×ULN	>6.0×ULN
尿蛋白	蛋白尿1+，尿蛋白<1.0 g/24 h	蛋白尿2+或3+；尿蛋白1.0~3.5 g/24 h	蛋白尿4+，尿蛋白>3.5 g/24 h	透析结果显示病危
医疗管理	·考虑暂停使用ICI ·等待其他水化原因的评估 ·停用肾毒性药物	·停用ICI ·静脉补液 ·考虑住院治疗 ·肾内科会诊 ·糖皮质激素剂量为每天每公斤体重0.5~1 mg ·如果在XX天内症状恶化或无改善，将糖皮质激素剂量增加至每天每公斤体重1.0~2.0 mg，并永久停止ICI治疗 ·如果症状改善，应在4~6周内逐渐减量 ·如果没有复发，考虑重新启动ICI治疗	·停用ICI ·入院治疗 ·使用皮质类固醇1~2 mg/（kg·d）；若好转至1级，至少在4周内逐渐减少类固醇的使用 ·3级：如果升高持续>3~5天，加用免疫抑制剂 ·4级：如果持续升高>2~3天或以上，加用免疫抑制剂 ·肾内科会诊 ·考虑活检	
支持治疗	·充分补液 ·肾病饮食 ·禁用肾毒性药物			

注：BUN=血尿素氮；ULN=正常值上限。

数据来自：AIMwithImmunotherapy Essentials[1]、Brahmer[21]、Haanen[53-54]、Thompson[139-140]和美国HHS部门[141]。

醇，剂量为1 mg/（kg·d）。如果患者在2天内对皮质类固醇没有反应，则应立即使用英夫西单抗、霉酚酸酯、静脉注射免疫球蛋白或利妥昔单抗进行额外的免疫抑制治疗[21, 138]。近期，阿巴西普（一种CTLA-4激动剂）在治疗难治性心肌炎的临床前试验中显示出优异的效果[118]。基于等级的心脏IRAE管理的分级建议见表7-7。

八、神经毒性

神经系统IRAE和副肿瘤性神经综合征（paraneoplastic neurologic syndromes，PNS）可能位于外周或中枢，包括：多发性神经病、面神经麻痹、格林-巴利综合征、重症肌无力、可逆性后部脑白质变性、脑炎、无菌性脑膜炎、神经病变和小脑共济失调[12, 47, 51, 75]。神经病变是最常见的IRAE，可以是运动性或感觉性，对称或不对称，疼痛或无痛。大多数神经系统IRAE是轻微的，CTLA-4抑制剂的总体发生率为3.8%，PD-1抑制剂为6.1%，联合治疗为12%。3级或3级以上的神经系统IRAE极为罕见[35, 37]。发病时间为6~12周，但也有延迟至76周才发病的病例[36]。一些报告表明，出现神经毒性的患者对ICI治疗有持久的反应[129, 156]。

在开始ICI治疗前，应筛查患者是否已存在神经功能障碍，应考虑对同时进行或之前进行的化疗引起的周围神经病变进行鉴别评估。建议对所有等级≥2的神经系统IRAE进行神经科会诊，并进行全面的神经系统评估，包括肌电图、脑/脊柱磁共振成像、腰椎穿刺、脑电图和血清副肿瘤性检查。对于任何2级或2级以上的IRAE，应迅速启动皮质类固醇免疫增强疗法，以最大限度地降低出现不可逆神经功能缺损的风险[91]。如果病情在2~3天没有改善，则需要追加免疫抑制剂治疗。目前，静脉注射免疫球蛋白已被用于帮助减轻严重PNS的情况[17, 21]。在大多数情况下，ICI治疗会永久停止。基于等级的周围神经病变IRAE管理的分级建议见表7-8。

表7-7　心脏：心包炎、心肌炎、心肌病、缺血、心律失常

评估	·评估先前存在的心血管诊断和危险因素（高血压、高脂血症） ·评估基线心电图 ·评估心力衰竭迹象（外周水肿、呼吸困难、积液） ·超声心动图 ·实验室检查：肌钙蛋白，BNP，CK，CKMB ·排除心肌梗死，心律失常考虑心脏MRI			
等级	1	2	3	4
症状	异常心标测试 包括异常心动图	异常筛查 轻微症状	中度异常筛查 轻度活动后症状	中、重度失代偿 需静脉注射或干预 病危
医疗管理	ICI治疗	·停用ICI ·入院治疗 ·心内科会诊 ·快速启动大剂量甲泼尼龙1.2mg/（kg·d） ·如1～2天无应答，加用免疫抑制剂 ·英夫昔单抗或抗胸腺细胞球蛋白治疗 ·美国心脏病学会/美国心脏学会（ACC/AHA）对心脏症状的管理		
支持治疗	·鼓励戒烟 ·心电监护			

注：CKMB=肌酸激酶同工酶；CK=肌酸激酶；BNP=脑钠肽。

数据来自：AIMwithImmunotherapy Essentials[1]、Brahmer[21]、Haanen[53-54]、Thompson[139-140]和美国HHS部门[141]。

表7-8　神经系统：神经病变

评估	·筛查原有的自身免疫性神经疾病 ·筛查高危患者（如糖尿病、化疗、其他药物）原有的周围神经病变 ·排除CNS转移或进展、CVA、癫痫发作、感染、代谢异常、糖尿病、药物使用 ·实验室检查：血糖、维生素B$_{12}$/叶酸、TSH、ALT、CK、CKMB、副肿瘤、CRP、ESR ·考虑脑和脊柱MRI/MRA检查 ·考虑肌电图和（或）脑电图检查 ·腰椎穿刺术用于脑脊液检查			
等级	1	2		3	4
症状	·轻度 ·无影响功能的症状 ·不使患者产生担忧的症状	·中度 ·干扰日常生活活动 ·使患者产生忧虑的症状		·重度 ·自理能力受限，需工具辅助 ·行走受限或呼吸困难（腿部无力、足下垂、感觉变化迅速） ·严重者考虑吉兰-巴雷综合征可能	
医疗管理	·密切观察，暂停使用ICI最少观察症状1周 ·如果继续使ICI，需要密切观察	·暂停使用ICI ·在降至1级（G1）后恢复；开始使用泼尼松0.5～1.0 mg/kg；进行神经科会诊；使用加巴喷丁、普瑞巴林或杜洛西汀治疗疼痛		·永久停用ICI ·将患者住院治疗 ·进行神经科会诊 ·开始使用甲泼尼龙2～4 mg/kg ·对于重症或难治性病例：使用IVIG	
支持治疗	·安全监护 ·多学科治疗：物理治疗、作业治疗、语言治疗			

注：CNS=中枢神经系统；CVA=心血管意外；TSH=促甲状腺激素；ALT=谷丙转氨酶；CK=肌酸激酶；CKMB=肌酸激酶同工酶；CRP=C-反应蛋白；ESR=红细胞沉降率；IVIG=静脉注射免疫球蛋白。

数据来自：AIMwithImmunotherapy Essentials[1]、Brahmer[21]、Haanen[53-54]、Thompson[139-140]和美国HHS部门[141]。

九、骨骼肌肉 / 风湿性毒性

肌肉骨骼和风湿性IRAE包括关节痛、肌痛、肌炎、干燥综合征、风湿性多肌痛、干燥综合征和血管炎[26]。关节痛是最常见的症状，多达43%的患者会出现关节痛。肌痛较少见，20%的患者会出现肌痛[25-26, 95]。关节痛和肌痛在抗PD-1/PD-L1药物中发生的频率比抗CTLA-4疗法更高，并且在联合方案中更高。关节痛和肌痛的严重程度通常较轻，只有1%~7%的患者会出现较严重的症状[26]。发病时间从开始治疗后的1个月到24个月不等[26, 110]。

关节炎（关节炎症）可能会影响一个或多个关节，从轻微不适到致残性限制日常生活活动和独立日常生活活动[6, 26]。患有潜在自身免疫性风湿病的患者在接受ICI治疗时，可能会面临疾病和症状加重的风险[7, 137]。关节痛的临床检查包括全面的风湿病学检查。实验室检查包括炎症指标（红细胞沉降率、C-反应蛋白、肌酸激酶）和自身免疫指标（类风湿因子、抗核抗体和环瓜氨酸肽抗体）[21, 138]。

应使用普通X线进行影像学检查，以评估关节炎症的程度。

肌痛表现为一般肌肉酸痛。这可能会发展为肌炎，并伴有渐进性近端肌无力和炎症。诊断依据是体格检查和肌酸激酶升高。肌电图和肌肉磁共振成像可协助诊断。

症状轻微者可口服NSAID，症状非常轻微的患者可以使用局部NSAID。如果关节炎症状持续存在，或禁用NSAID，可使用小剂量皮质类固醇（泼尼松10 mg）。如果症状≥2级，建议使用皮质类固醇。对于更严重的病例，应咨询风湿免疫科。如果皮质类固醇类药物难以起效，可使用改变病情的抗风湿药物，如羟氯喹或甲氨蝶呤，这些药物已被报道成功用于提供减量类固醇类药物[7, 73, 113]。托珠单抗是一种IL-6受体抗体，已用于TNF抑制剂禁忌的患者[73]。肌炎需要更积极的治疗，因为心肌炎可能会发展并危及生命[21, 138]。基于等级的关节痛IRAE管理的分级建议见表7-9。

表7-9　肌肉骨骼：关节痛和肌痛

评估	·筛查危险因素：风湿病史（骨关节炎、银屑病关节炎、类风湿关节炎、退行性关节疾病） ·评估基本肌肉骨骼系统的力量和功能 ·考虑X线检查、超声或MRI来排除其他转移和肌炎 ·实验室：自身免疫评估（ANA、类风湿因子、抗CCP）、炎症标志物（CRP、ESR、CK）；副肿瘤自身抗体检测肌电图		
等级	1	2	3
症状	·轻度疼痛伴炎症、红斑或关节肿胀 ·轻度无力，有或无疼痛	·中度疼痛与炎症、红肿或关节肿胀有关 ·伴或不伴有疼痛的中度肌肉无力 ·限制适龄日常生活活动	·疼痛剧烈 ·不可逆关节损伤 ·残疾 ·自理能力受限 ·伴或不伴疼痛的重症肌无力
医疗管理	·持续ICI治疗 ·使用对乙酰氨基酚和（或）非甾体类抗炎药［局部和（或）口服］控制症状；如果无效，可考虑小剂量泼尼松10 mg/d； ·如果4周内症状无改善，则按中度治疗	·考虑暂停使用ICI ·如果没有改善，考虑使用泼尼松10~20 mg/d；如果CK水平高于正常上限（ULN）的3倍以上，考虑使用泼尼松0.5~1.0 mg/（kg·d） ·考虑进行风湿病学会诊； ·考虑进行神经科会诊	·暂停使用ICI ·开始使用甲泼尼龙或等效的泼尼松0.5~1.0 mg/（kg·d） ·风湿病科会诊 ·如果没有改善，可以考虑：关节炎：生物制剂抗风湿药物（改善类风湿病的药物），如IL-6受体抑制剂或TNF-α抑制剂，或合成抗风湿药物（如甲氨蝶呤、羟氯喹）；肌炎：血浆置换或静脉注射免疫球蛋白，霉酚酸酯
支持治疗	·如果是寡关节炎，可使用关节内皮质类固醇治疗 ·物理和职业疗法		

注：ANA= 抗核抗体；抗 CCP= 抗环瓜氨酸肽；CRP=C- 反应蛋白；ESR= 红细胞沉降率；CK= 肌酸激酶。
数据来自：AIMwithImmunotherapy Essentials[1]、Brahmer[21]、Haanen[53-54]、Thompson[139-140]和美国 HHS 部门[141]。

十、眼毒性

眼部IRAE可能会影响整个眼部区域，包括结膜、角膜、葡萄膜、视网膜、视神经和眼睑[82]。毒性包括干眼症、结膜炎、睑缘炎、角膜炎、视网膜炎、虹膜炎、葡萄膜炎、巩膜炎和视神经炎[82]。干眼综合征是最常见的眼部毒性，在临床试验中多达24%的患者会出现干眼综合征[3, 38]。更严重的炎症发生率约为患者的1%，抗CTLA-4用药方案的发生率更高[3, 19]。前葡萄膜炎是最常见的炎症，也可能发展为后葡萄膜炎或泛葡萄膜炎[63]。非小细胞肺癌中也有类似伏格特–小柳–原田综合征（Vogt-Koyanagi-Harada，VKH）的病例报道，这是一种罕见的以黑素细胞为靶点的多系统自身免疫性疾病，涉及双侧泛葡萄膜炎[136]。也有与斯约格伦综合征相似的角结膜炎的病例报告[151]。眼部症状包括视物模糊、畏光、触痛、眼痛和肿胀[82]。眼部毒性的中位发病时间为2个月[19]。大多数眼部IRAE可通过局部或眶周类固醇治疗，更严重的病例需要全身类固醇治疗[40, 82]。人工泪液和局部环孢素已用于治疗干眼症[101]。如果出现更严重的眼部感染，应立即咨询眼科医师，因为存在角膜穿孔和永久性视力丧失的风险[101]。基于等级的葡萄膜炎IRAE管理的分级建议见表7-10。

十一、血液毒性

血液系统IRAE非常罕见，发生率约为0.5%[44]。溶血性贫血是最常见的血液学毒性反应，其次是特发性血小板减少性紫癜（ITP），致死率分别为15%和11%[41]。通常在治疗开始后1~2个月（40天）发病。抗CTLA-4（单药或联合用药）与抗PD-1/PD-L1相关的毒性发生较早，但抗PD-1/PD-L1的发生率较高。已报道的其他罕见血液学IRAE包括嗜血细胞性淋巴细胞增多症、获得性血栓性血小板减少性紫癜、溶血性尿毒症综合征、再生障碍性贫血、红细胞增生症、中性粒细胞减少症、免疫性血小板增多性骨髓增生症和血友病[41]。对接受联合化疗和ICI治疗的患者来说，医务人员可能会难以确定贫血原因。细胞毒性联合疗法后1~2周出现的贫血和血小板减少可能是细胞毒性骨髓抑制所致。在排除其他潜在原因（包括骨髓疾病受累、消化道出血和细胞毒性全血细胞减少症）后，应考虑免疫介导的溶血性IRAE。评估包括回顾既往自身免疫性血液病病史、营养评估以排除维生素缺乏症、全血细胞计数、外周血涂片、网织红细胞计数、直接抗球蛋白试验、间接胆红素、触珠蛋白、乳酸脱氢酶、C-反应蛋白、红细胞沉降率、免疫球蛋白G和免疫球蛋白

表 7-10　眼毒性：葡萄膜炎、巩膜炎、虹膜炎、结膜炎、上巩膜炎

评估	·评估高风险患者：有活动性葡萄膜炎病史的患者，以及需要系统性免疫抑制治疗的反复葡萄膜炎患者 ·评估眼部症状 ·评估其他眼部刺激因素 ·进行双眼视力检查，包括眼科的眼底镜检查			
等级	1	2	3	4
症状	无症状	医疗干预 前葡萄膜炎	后葡萄膜炎或泛葡萄膜炎	视力低于或等于20/200
医疗管理	·继续使用ICI，密切跟踪实验室检查结果	·暂停使用ICI ·紧急眼科会诊 ·系统性皮质类固醇一旦停用系统性皮质类固醇，或者如果在剂量小于10 mg/d时IRAE有所改善，可以恢复治疗； ·在降至1级后重新开始治疗	·永久停用ICI ·紧急眼科评估 ·系统性皮质类固醇治疗 ·考虑使用围眼部皮质固醇	·永久停用ICI ·紧急眼科咨询 ·系统性皮质类固醇治疗（1~2 mg/kg）
支持干预措施	·避免眼部刺激物：化妆品、隐形眼镜 ·建议使用太阳镜和夜间眼部保护措施，以减少不经意的眼部接触风险			

数据来自：AIMwithImmunotherapy Essentials[1]、Brahmer[21]、Haanen[53-54]、Thompson[139-140]和美国HHS部门[141]。

M抗体、维生素B$_{12}$、铁检查和感染检查。可能需要进行骨髓检查，以排除骨髓炎。

如果血液学毒性≥2级，直到进行全面的鉴别诊断之前，应暂停ICI治疗。如果毒性归因于细胞毒治疗，处理方法可包括减少剂量或停用细胞毒药物。如果毒性与ICI有关，则应暂停治疗，直至≤1级。如果毒性≥2级或更高，则应开始使用皮质类固醇；如果毒性＞3级和4级，则应永久停止ICI治疗。基于等级的溶血性贫血IRAE管理的分级建议见表7-11。

表7-11　血液毒性：溶血性贫血

评估	・在开始治疗前及每次用药前进行基线全血细胞计数检查 ・筛查溶血性贫血的其他原因：其他药物、昆虫叮咬、病毒或细菌感染 ・实验室检查：全血细胞计数带外周血涂片、网织红细胞计数、游离血红蛋白、血清血红蛋白、弥散性血管内凝血检查；阵发性夜间血红蛋白尿症筛查；直接胆红素和间接胆红素、乳酸脱氢酶、直接凝集试验；蛋白电泳、冷球蛋白分析 ・排除骨髓衰竭综合征：维生素B$_{12}$、叶酸、铜 ・如有必要，可能需要进行骨髓活检和穿刺			
等级	1	2	3	4
	血红蛋白<10.0（正常低值限）	0.8<血红蛋白<10.0	血红蛋白<8.0需要输血	危及生命的后果需要紧急干预
医疗管理	・继续使用ICI，密切跟踪实验室检查结果	・暂停使用ICI ・考虑永久性停用 ・给予相当于0.5～1.0 mg/kg的泼尼松	・应永久停止使用ICI，并血液科会诊 ・同时，应使用泼尼松，剂量为1.0～2.0 mg/kg	・永久停用ICI ・住院治疗 ・血液科会诊
支持干预措施	・根据机构指南进行红细胞输血支持； ・鼓励休息和节省能量的活动			

注：CBC=全血细胞计数；DIC=弥散性血管内凝血；LDH=乳酸脱氢酶。
数据来自：AIMwithImmunotherapy Essentials[1]、Brahmer[21]、Haanen[53-54]、Thompson[139-140]和美国HHS部[141]。

第四节　结论

在常规临床实践中安全有效地使用ICI需要在门诊和住院环境中使用类固醇和其他免疫抑制剂，以抵消ICI强大的免疫激活作用。正如我们所见，ICI可激活免疫系统对抗任何器官系统。患者通常会出现轻微的脱靶免疫激活，需要对症处理和暂停治疗。许多患者需要暂停治疗和接受大剂量类固醇来控制免疫毒性。少数患者需要住院治疗，并与内科医师一起接受高级医疗护理，以控制危及生命的不良反应。不幸的是，有些患者会因中毒而死亡。早期和迅速的管理对于限制毒性并维持适当的癌症导向治疗至关重要。

对于导言中的患者病例，由于出现了4级肝炎和2级结肠炎，试验治疗被终止。开始使用泼尼松1 mg/kg治疗这两种症状。患者在2个月内完成了泼尼松的逐渐减量治疗，结肠炎和疲劳症状得到缓解，肺癌在未经治疗的情况下在随访期间保持控制超过6个月。

（刘星廷　陈金凤　译）

参考文献

扫码查看

第八章

小细胞肺癌的治疗进展

Benjamin Newton，Anne C. Chiang

【摘要】

小细胞肺癌是一种顽固的恶性肿瘤，其治疗方案的制定给临床医师带来了巨大的挑战。小细胞肺癌生物学机制的研究进展在一定程度上推动了其治疗领域的发展。当前突破性进展主要包括免疫疗法等，基于新靶点进行治疗干预的新疗法也正在开发当中。此外，研究人员正在基于小细胞肺癌的致病机制开展深入研究，涉及DNA修复、细胞周期调控和表观遗传学等多个领域。因此，我们有理由相信小细胞肺癌的治疗手段将持续进步，带给患者更多的希望。

关键词：肺癌；小细胞肺癌；小细胞肺癌治疗

第一节　引言

小细胞肺癌是一种独特的肺癌亚型，约占肺癌患者的14%[1]，具有独特的生物学特征和临床病程。小细胞肺癌通常表现出较强的侵袭性，生长迅速，早期就向远处转移，并且通常到癌症晚期才被发现。此外，小细胞肺癌初始治疗对放化疗敏感。

吸烟是小细胞肺癌的主要危险因素，几乎所有患者都有吸烟史。近几十年来，美国小细胞肺癌的发病率和死亡率都有所下降。有学者认为，可能的原因是烟草使用模式的改变，包括烟草使用者的数量减少和香烟的低焦油化[1]。

适合小细胞肺癌靶向治疗的驱动癌基因难以确定，为其有效治疗方法的开发带来了严峻挑战。与肺腺癌越来越个性化的临床方案相比，小细胞肺癌在临床上主要被视为一个单一病种。在基因组方面，小细胞肺癌被认为是相对同质的，抑癌基因TP53和RB1几乎普遍存在功能丧失突变。这些基因的缺陷会促进基因组的不稳定性，并可能增加肿瘤基因组的改变。小细胞肺癌具有极大的突变负荷，与烟草接触密切相关的其他癌症中的发现一致。尽管如此，人们仍在努力识别临床相关的疾病亚型，并基于观察到的关键转录调节因子的差异表达，提出了一种具有生物学差异的小细胞肺癌亚型新模型，这4种关键转录调节因子分别是：ASCL1（achaete-scute homologue 1）、NeuroD1（neurogenic differentiation factor 1）、YAP1（yes-associated protein）和POU2F3（POU class 2 homeobox 3）[2]。研究表明，化疗联合免疫检查点抑制剂（ICI）治疗对这些亚型疗效存在差异，其中炎症、间充质亚型尤为有效[3]。希望通过对小细胞肺癌亚型的重新定义，能够确定特定亚型的治疗敏感性，从而实现更精准、更有效的治疗。

尽管在小细胞肺癌中观察到较高的肿瘤突变负荷，但肿瘤细胞可在多种肿瘤免疫逃逸机制下逃避免疫细胞的攻击，导致ICI在小细胞肺癌中的临床疗效较非小细胞肺癌更差。据推测，其潜在原因可能包括程序性细胞死亡受体配体1（PD-L1）的普遍低表达、主要组织相容性复合物的下调、通过各种细胞因子介导的机制以及自分泌和旁分泌调节对宿主免疫系统损害[4]。

随着人们对小细胞肺癌致病机制的深入理解，新的治疗方法正在开发，特别是在DNA修复、细胞周期调节和表观遗传学领域。

约30%的小细胞肺癌患者在诊断时处于局限期，局限期定义为肿瘤灶于原发的一侧胸腔、纵隔或锁骨上淋巴结[5]。肿瘤生长超过这个范围的患者被认为是广泛期。局限期小细胞肺癌是可能治愈的，而广泛期小细胞肺癌目前尚无法治愈，仅能在一定程度上改善患者的生活质量和延长生存期。

第二节　局限期小细胞肺癌

国际肺癌研究协会（International Association for the Study of Lung Cancer，IASLC）推荐小细胞肺癌采用肿瘤、淋巴结、转移分期[6]。小细胞肺癌的进一步分期则有赖于脑部磁共振成像（magnetic resonance imaging，MRI）、正电子发射断层显像/X线计算机体层成像仪（positron emission tomography/ computedtomography，PET/CT）和胸腹增强CT检查。对于局限期小细胞肺癌患者，详细的分期还包括病理纵隔分期，这种分期可以帮助区分手术获益人群。

一、局限期小细胞肺癌的手术治疗

大多数局限期小细胞肺癌患者会有纵隔淋巴结受累。对于少数cT1或cT2期肿瘤和纵隔分期阴性的患者，可以选择手术切除，但仅适用于不到5%的小细胞肺癌患者。接受手术切除的患者应行肺叶切除术并纵隔淋巴结清扫。单纯手术不被认为适用于局限期小细胞肺癌，因为观察性研究已经证明单纯手术生存率较低[7-9]。

相比之下，手术联合其他治疗的多模式治疗方法的临床获益更加显著。IASLC肺癌分期项目证明了这一点，该项目回顾了8000多例小细胞肺癌数据，其中349例进行了手术切除。病理Ⅰ期、Ⅱ期和Ⅲ期患者的5年生存率分别为48%、39%和15%[6]。针对监测、流行病学和最终结果数据库的另一项回顾性研究纳入了247例Ⅰ期小细胞肺癌患者，这些患者均接受了肺叶切除术，部分患者同时接受了放疗。仅接受肺叶切除术的患者5年生存率为50.3%，联合肺叶切除术和放疗的患者5年生存率为57.1%[10]。在对美国国家癌症数据库（National Cancer Data Base）3000多例局限期小细胞肺癌患者的回顾性研究中发现，获益程度与淋巴结受累程度相关。病理诊断N2期患者术后放疗有生存获益，而N0期或N1期患者则无生存获益[11]。

观察性研究表明，手术后辅助化疗可改善预后[12]，但尚无随机试验将单纯手术与术后辅助性化疗或放化疗进行对比。常规化疗通常包括四个周期的顺铂加依托泊苷治疗。

二、局限期小细胞肺癌的放化疗

对于T3期或以上的原发肿瘤，或有病理诊断淋巴结受累的局限期小细胞肺癌患者，标准的治疗方法是同步放化疗，即在化疗早期就开始放疗，而不是手术。同时进行放化疗和预防性颅脑照射（详见后述）的患者总体缓解率为80%～90%，其中完全缓解率为50%～60%。中位生存期约为17个月，5年生存率约为20%[13-14]。

顺铂和依托泊苷是同步放化疗的首选药物。此前对局限期小细胞肺癌联合治疗的研究采用环磷酰胺、多柔比星和长春新碱等化疗方案，随后进行序贯放疗。后来的研究表明，顺铂和依托泊苷序贯放疗可获得良好的疗效和生存率[15]。对局限期小细胞肺癌同步放化疗的两种主要方案（其一是顺铂和依托泊苷；其二是环磷酰胺、表柔比星联合长春新碱）的对比研究发现，顺铂和依托泊苷组总生存率明显提高[16]。随后的两项荟萃分析显示，服用依托泊苷或顺铂的局限性和广泛期小细胞肺癌患者的生存率略有提高[17-18]。此外，顺铂和依托泊苷的骨髓毒性较小，而且通常更容易与放疗联用，使其成为公认的同步放化疗的标准方案。

当患者无法耐受顺铂时，通常使用卡铂来代替。由四个独立试验组成的荟萃分析证明了其与顺铂有相似的缓解率、无进展生存期（progression free survival，PFS）和总生存期（overall survival，OS），尽管只有两个试验纳入了局限期小细胞肺癌患者[19]。值得注意的是，

二者的副作用差异很大，卡铂有更多的血液学毒性，顺铂则有更多的非血液学毒性。然而，由于治疗的目的是治愈，并且缺乏在局限期条件下的直接比较，顺铂仍然是首选药物，顺铂禁忌时则可以使用卡铂。

在化疗的基础上增加放疗已被证明可以提高局部控制率，并一定程度上提高局限期小细胞肺癌患者的生存率。这在两项大型荟萃分析以及最近对美国国家癌症数据库（National Cancer Data Base）的回顾中得到了证实[13, 20-21]。放疗同步化疗是标准疗法，优于序贯化疗和放疗。一项大型III期试验显示，同步放疗比序贯放疗的生存率更高，中位总生存期提高了7.5个月[22]。且放疗应在系统治疗的第1或第2周期就尽早开始[23]。研究表明，化疗开始至放疗最后一天的时间跨度越短，生存率越高[24]。

局限胸部放疗是目前的标准疗法。治疗范围应包括诊断时存在的所有病灶以及诊断时涉及的所有淋巴结区域。肿瘤靶区的确定应基于术前的PET和CT影像[25]。

对于局限期小细胞肺癌，最佳的放疗剂量和方案尚不明确[25]。大多数胸部放疗方案采用常规分割治疗，总剂量为60～70 Gy，每日2 Gy分次递送。加速超分割方案治疗总剂量达45 Gy，按1.5 Gy的分量给药，每天2次，持续3周。加速超分割方案可以缩短整体治疗时间，降低肿瘤细胞再生的机会，然而短期大剂量放疗可能会导致急性毒性增加，且每日2次给药的方案较为繁复。几项随机试验对这两种分割方案进行了比较，其中最大的一项试验显示，加速超分割方案治疗下，患者的中位生存期从25个月提高到了30个月，但研究结果未能达到统计学意义[26]。因此，每日1次的常规分割治疗仍是临床的标准疗法。

一般来说，影像学上未受累的纵隔淋巴结被包括在放疗靶区中，而未受累的锁骨上淋巴结未被包括在内。几项小型研究表明，不进行选择性淋巴结放疗的孤立性淋巴结复发率极低[27]。因此，选择性淋巴结照射不再是放疗计划的标准。

在同步放化疗期间，不推荐使用骨髓源性生长因子，因为有III期临床试验证据表明，使用粒细胞-巨噬细胞集落刺激因子（granulocyte macrophage-colony stimulating factor，GM-CSF）时，危及生命的血小板减少症、中毒性死亡、非血液学毒性、住院天数、抗生素使用和输血的频率和持续时间增加。此外，使用GM-CSF有降低完全缓解率的趋势，但差异不具有统计学意义[28]。

有吸烟习惯的局限期小细胞肺癌患者应在接受联合治疗前戒烟，因为继续吸烟可能会影响生存[29]。

三、检查点抑制剂在局限期小细胞肺癌中的应用

抑制PD-L1/PD-1信号进而增强肿瘤特异性T细胞的免疫效能是小细胞肺癌治疗的重大进展。诸多Ⅲ期试验，如ADRIATIC、STIMULI、KEYLYNK-013、NRG-LU005等正在进行中，以确定检查点抑制剂是否在放化疗期间或之后对局限期小细胞肺癌有作用，类似的研究也在非小细胞肺癌患者中进行[30]，如STIMULI（NCT02046733）、NRG-LU005（NCT03811002）、KEYLYNK-013（NCT04624204）。ADRIATIC和STIMULI的设计类似于PACIFIC试验，确立了检查点抑制剂治疗作为放化疗后非小细胞肺癌的维持治疗中的作用（表8-1）。

四、局限期小细胞肺癌的预防性颅脑放疗

脑转移是影响小细胞肺癌患者预后的常见问题。对于尚未发生脑转移且对治疗有初步反应的患者，预防性颅脑照射可以改善预后。通常在初始治疗的急性毒性消退后给予全脑预防性颅脑照射，标准剂量为25 Gy/10次。

在局限期小细胞肺癌中，预防性颅脑照射的意义在一项大型荟萃分析中得到证实，该研究显示预防性颅脑照射后脑转移发生率显著降低（相对危险度：0.46），脑转移3年累积发生率降低（33% vs 59%），3年生存率提高（20.7% vs 15.3%）[31]。该荟萃分析也纳入了广泛期的患者，预防性颅脑照射组与对照组分别有12%和17%的患者属于广泛期，但总的来说，结果很大程度上代表了局限期小细胞肺癌患者。

五、局限期小细胞肺癌初始治疗后的监测

由于局限期小细胞肺癌复发率高，初始治疗后密切随访是必要的。这应包括定期随访，定期CT成像和头颅MRI监测[25]。此外，随访还需包括戒烟干预。

小细胞肺癌患者治愈后罹患新发原发性癌症

表8-1 小细胞肺癌的关键免疫治疗试验

研究名称	类型	治疗方式	治疗背景	患者数量	结果
IMpower-133	Ⅲ期	化疗+阿替利珠单抗	广泛期一线治疗	403	OS提高
CASPIAN	Ⅲ期	化疗+度伐利尤单抗	广泛期一线治疗	537	OS提高
Keynote-604	Ⅲ期	化疗+帕博利珠单抗	广泛期一线治疗	453	PFS提高
CheckMate-451	Ⅲ期	纳武利尤单抗+伊匹木单抗	一线治疗后的维持治疗	1327	OS无改善
CheckMate-032	Ⅰ期/Ⅱ期	纳武利尤单抗+伊匹木单抗	疾病复发后	247（扩展队列）	纳武利尤单抗或纳武利尤单抗+伊匹木单抗治疗后肿瘤持续缓解
CheckMate-331	Ⅲ期	纳武利尤单抗	疾病复发后	569	OS无改善
Keynote-158	Ⅱ期	帕博利珠单抗	疾病复发后	107	良好的抗肿瘤活性，治疗后肿瘤持续缓解

注：OS：总生存期；PFS：无进展生存期。

的风险增加，估计每年的风险为5%～10%，5年的风险约为30%。新发肺癌约占这些继发性恶性肿瘤的一半，白血病和泌尿生殖系统恶性肿瘤的发病率也有所增加。因此，密切随访不仅是因为可能存在复发的风险，还要考虑到发生继发恶性肿瘤的风险[32-33]。

第三节　广泛期小细胞肺癌

约70%的小细胞肺癌患者处于广泛期，主要治疗方式是系统治疗。最初对系统治疗有反应的患者，随后给予胸部放疗和预防性颅脑放疗，可以进一步控制疾病进展。广泛期小细胞肺癌的中位生存期为8～13个月，很少超过2年。与局限期小细胞肺癌相比，广泛期小细胞肺癌患者的治疗目的是姑息性治疗。

广泛期小细胞肺癌传统的标准系统治疗是以铂为基础的联合化疗，最常用的组合包括顺铂加依托泊苷和卡铂加依托泊苷。顺铂加依托泊苷替代了环磷酰胺、多柔比星和长春新碱以及环磷酰胺、表柔比星和长春新碱的旧方案，且毒性更低[16, 34-35]。以铂为基础的联合化疗通常持续4～6个周期。由于初始系统治疗主要是为了缓解患者病情，改善患者生活质量，考虑到卡铂的毒性更小，常被用作顺铂的替代药物。一项大型荟萃分析显示，这两种药物具有相似的缓解率、PFS和OS[19]。

当前，在以铂为基础的化疗联合ICI对广泛期小细胞肺癌的一线治疗已被公认有良好疗效。在一项403例广泛期小细胞肺癌患者的随机试验中，卡铂和依托泊苷联合应用抗PD-L1单抗——阿替利珠单抗与安慰剂相比，可改善Mos（12.3个月 vs 10.3个月）和PFS（5.2个月 vs 4.3个月）。试验组患者接受阿替利珠单抗、卡铂和依托泊苷治疗4个周期，随后使用阿替利珠单抗维持治疗。两组毒副反应率相似[36]。同样地，在CASPIAN试验中，抗PD-L1单抗度伐利尤单抗联合依托泊苷和卡铂或顺铂治疗可改善患者OS（13个月 vs 10.3个月）[37]。在这项研究中，再联合一种CTLA-4单抗替西木单抗并没有改善OS。基于此，美国食品药品监督管理局批准应用阿替利珠单抗和度伐利尤单

抗联合化疗治疗广泛期小细胞肺癌。另一项试验Keynote-604旨在评估PD-1单抗帕博利珠单抗联合依托泊苷和卡铂或顺铂的效用，已被证实可以延长PFS，OS（10.8个月 vs 9.7个月）也存在一定程度的改善，但差异不具有统计学意义[38]。

一线检查点抑制剂联合化疗治疗小细胞肺癌主要起到了维持治疗的作用。值得注意的是，在CheckMate-451 Ⅲ期试验中，对广泛期小细胞肺癌患者予以铂为基础的联合化疗且明确无疾病进展后进行PD-1单抗纳武利尤单抗和CTLA-4单抗伊匹木单抗维持治疗，但未能达到主要终点OS[39]。具体的作用效果及机制尚需要更多研究去证实。

一、胸部放疗作为巩固治疗

对于初始系统治疗有良好反应的患者，在初始治疗后进行胸部放疗可以获得额外的益处。这一点也在一项大型Ⅲ期试验中被证实。在该研究中，最初接受4～6个周期的铂类联合化疗且对治疗有反应的患者被随机分组，并接受除标准预防性颅脑放疗外的胸部放疗或单独预防性颅脑放疗。2年总生存率有所提高（分别为12%和3%），无进展生存率也显著提高[40]。进一步的分析显示，获益仅限于系统治疗后影像学提示胸部残留病灶的患者，完全缓解的患者则未获益[41]。因此，这种方法通常仅限于那些在系统治疗后有胸部残留病灶的患者。对于所有符合这一标准的广泛分期小细胞肺癌患者，应考虑进行胸部放疗，然而，目前尚未在接受一线免疫治疗的患者中进行试验。

二、广泛期小细胞肺癌的预防性颅脑放疗

通常广泛期小细胞肺癌患者在初始系统治疗后会接受预防性颅脑照射。这种做法是基于欧洲癌症研究和治疗组织（European Organization for Research and Treatment of Cancer，EORTC）进行的一项Ⅲ期试验，该试验纳入了最初接受化疗并有初步反应的患者，然后随机分为两组，分别接受预防性颅脑照射和不进行进一步治疗。接受预防性颅脑照射治疗的患者有较低的症状性脑转移发生率（15% vs 40%），中位OS略有改善（6.7个

月vs 5.4个月），1年总生存率显著提高（27% vs 13%）[42]。在Takahashi等的一项III期试验中[43]，初始治疗有反应且在随后的MRI检查中没有脑转移的患者被随机分配到预防性颅脑照射组或不进行进一步治疗组。在这项研究中，主要终点是OS，但由于治疗无效，试验提前停止。预防性颅脑照射显示OS更差（11.6个月 vs 13.7个月），尽管预防性颅脑照射降低了脑转移的发生率。至于总生存率看似矛盾的结果，有学者认为，这可能是因为在试验登记之前缺乏脑成像以及EORTC研究中放射剂量和分割不一致导致的。之后的一项研究表明，对于广泛期疾病，只要进行周期性的脑部MRI监测，不需要进行预防性颅脑照射[25]。

第四节　脑转移

　　相比之下，出现脑转移的患者接受全脑放疗（推荐剂量30 Gy/10次），因为这些患者有发生多发性中枢神经系统转移的倾向。这种高剂量下的神经毒性比预防性颅脑照射通常更大。预防性颅脑照射后发生脑转移的患者可以在特定情况下接受全脑放疗，但其安全性和有效性存在争议，且现有研究主要局限于单中心观察性研究。这些研究虽然不局限于小细胞肺癌，但在一定程度上也提示了预防性颅脑照射在表现状态良好且颅外SD的患者的作用[44-45]。立体定向放射治疗，作为预防性颅脑照射后脑转移患者的补救性治疗，也成功地应用于某些病例，可避免重复全脑照射。且在可行的情况下，立体定向放射治疗优于全脑放疗[46]。对于立体定向放射治疗，有无稳定的颅外病灶是预测总生存期的重要因素。

　　随着小细胞肺癌治疗的进展，预防性颅照射相关毒性也需要被考虑。最严重的毒性问题是迟发性神经认知损伤，而年龄是该问题的重要预测因素。在一项II期肿瘤放射治疗组研究中，83%的60岁以上患者在预防性颅脑照射后12个月出现慢性神经毒性，而60岁以下患者的这一比例为56%[47]。可以考虑在预防性颅脑放疗期间和之后给予美金刚，该药物已被证明可以减少接受全脑放疗患者的神经认知损伤[25, 48]。

　　为了尽量减少治疗相关的毒性，人们对海马区保护性全脑放疗也越来越感兴趣。颅脑照射可导致海马神经发生受损，并抑制新记忆的形成。在接受颅脑照射时避开海马区的放疗正在进行III期实验，初步结果表明，该方式神经认知毒性较小，不会影响颅内无进展生存期和总生存期[49]。

第五节　难治性和复发性小细胞肺癌的治疗

　　对于小细胞肺癌患者，耐药性是影响预后的重要因素。大约80%的局限期疾病患者和几乎所有的广泛期疾病患者在治疗后出现复发。二线治疗的主要目的是姑息性治疗。

　　二线系统治疗的有效率与从初始治疗到复发的时间高度相关[50]。在描述复发的特征时，通常以此区分难治性复发和敏感性复发（分别在初始治疗后90天内或超过90天复发）。难治性复发患者对大多数药物的反应率通常低于10%，而敏感性复发患者的预期反应率约为25%。

　　对于初始治疗后超过6个月复发的患者，应考虑按原方案重新治疗[25]。这一范例是在患者复发时再次使用环磷酰胺、多柔比星和依托泊苷方案时建立的，有效率为62%[51]。目前，使用的铂类联合化疗组合也可用于缓解6个月后复发的再治疗。随着化疗联合ICI作为一线治疗方式越来越普遍并在一定程度上延缓SCLC患者复发，这种策略可能会受到越来越多的关注。

　　二线治疗的方法也取决于患者的初始治疗，因为ICI治疗和细胞毒性治疗对于复发的小细胞肺癌都有一定的作用。对于接受ICI一线治疗的患者，复发时的最佳治疗尚不清楚。对于未接受ICI一线治疗且无禁忌证的患者，在复发时选择基于ICI的治疗是合理的。

一、复发性小细胞肺癌的检查点抑制剂治疗

　　正如CASPIAN和IMpower-133试验所证明的那样，检查点抑制剂联合一线化疗后的检查点抑制剂维持治疗可提高患者生存率[36-37]。值得注意

的是，检查点抑制剂在一线化疗后维持治疗的作用，特别是纳武利尤单抗和伊匹木单抗，未在CheckMate-451研究中得到证实，该研究未达到主要终点（OS）[39]。尽管如此，在关键的 I / II 期试验CheckMate-032中，纳武利尤单抗和伊匹木单抗都在复发疾病患者中进行了研究[52]。这项研究最初由一个非随机队列组成，随后由一个随机扩展队列组成[53]。研究结果表明，虽然纳武利尤单抗和纳武利尤单抗加伊匹木单抗都具有持久的疗效和安全性，但纳武利尤单抗加伊匹木单抗比纳武利尤单抗单药在改善疾病结局效果更好，尽管不良事件的频率更高。在该研究随机部分的初步分析中，纳武利尤单抗联合伊匹木单抗治疗的客观缓解率为21%，而单独接受纳武利尤单抗治疗的患者仅有12%实现了缓解。接受纳武利尤单抗联合伊匹木单抗治疗的患者1年总生存率为42%，而单独接受纳武利尤单抗治疗的患者1年总生存率为30%。值得注意的是，III 期试验CheckMate-331比较了纳武利尤单抗与二线化疗对铂类联合化疗后复发的小细胞肺癌患者的治疗效果，但并未达到其OS终点[54]。尽管如此，CheckMate-032的研究结果促使纳武利尤单抗被纳入美国国立综合癌症网络（National Comprehensive Cancer Network，NCCN）指南，作为复发性小细胞肺癌患者的治疗选择，尽管是第3类。

找到可识别ICI治疗获益人群的生物标志物，可以更好地辅助治疗。在CheckMate-032中，未发现纳武利尤单抗治疗获益与PD-L1表达的关系，但随后的探索性分析表明，TMB可以作为对纳武利尤单抗联合伊匹木单抗反应的预测性生物标志物[55]。在该回顾性分析中，研究者进行了全外显子分析，并计算肿瘤中错义突变的总数。根据TMB将患者分为三组，最高组有效率为46%，纳武利尤单抗单药有效率为21%，最低组有效率为22%，纳武利尤单抗单药有效率为5%。TMB预测检查点抑制剂治疗反应性的准确性及临床价值尚需要前瞻性试验来证实。

IgG4 PD-1单抗帕博利珠单抗对于晚期小细胞肺癌患者复发后的疗效在Keynote-158试验中得到了研究，这是一项针对10种肿瘤类型以及微卫星不稳定性高（microsatellite instability-high，MSI-H）肿瘤的 II 期研究[56]。在这项研究中，采用PD-L1联合阳性评分（Combined Positive Score，CPS）对结果进行分层。CPS是PD-L1染色细胞（肿瘤细胞、淋巴细胞、巨噬细胞）的数量除以肿瘤活细胞总数，乘以100。接受帕博利珠单抗治疗的患者中，CPS大于或等于1的患者总缓解率为35.7%，CPS小于1的患者总缓解率为6.6%。研究发现，帕博利珠单抗可以持久缓解疾病进展。在 I b期研究Keynote-28中，帕博利珠单抗也被证明在先前接受过治疗的小细胞肺癌中具有抗肿瘤活性，其中在24例PD-L1阳性小细胞肺癌患者中观察到33%的客观缓解率[57]。最近对这两项研究汇总数据的分析发现，帕博利珠单抗具有持久的抗肿瘤活性，超过一半的获益者缓解作用持续至少18个月[58]。III 期随机试验Keynote-604通过比较在化疗中加入帕博利珠单抗与安慰剂，发现总生存率没有显著差异，尽管PFS有显著差异[38]。

ICI可能引起的一系列免疫相关不良事件需要重视。对于发生免疫相关不良事件的患者，根据毒性的严重程度推荐使用大剂量皮质类固醇。对于严重或危及生命的免疫相关不良事件，应停用纳武利尤单抗和伊匹木单抗。

二、复发性小细胞肺癌的化疗

对于已经接受一线ICI治疗或不适合ICI治疗的患者，可以使用单药化疗。这种情况下，多种细胞毒性药物具有一定的抗肿瘤活性，包括鲁比卡丁、拓扑替康、伊立替康、紫杉醇、替莫唑胺、长春瑞滨、依托泊苷、吉西他滨、苯达莫司汀、环磷酰胺、多柔比星和长春新碱等[25]。

鲁比卡丁是一种选择性的致癌基因转录抑制剂，因为它与位于DNA小沟中的残基共价结合，这可能导致细胞周期阻滞。根据一项单臂 II 期篮子试验，该药物作为二线治疗显示出治疗活性，总缓解率为35%[59]。该药物于2020年被FDA批准用作二线治疗，现在被国家综合癌症网络列为二线治疗的首选方案。该药与阿霉素联合的 III 期研究正在进行中。

拓扑替康也被FDA批准作为小细胞肺癌的二线治疗药物。与支持治疗相比，它已被证明可以提高生存率，并且在控制癌症相关症状方面比环磷酰胺、多柔比星和长春新碱更有效[60-61]。口服和注射方式已被证明是同样有效的。

在现有的二线细胞毒性药物中，替莫唑胺也值得一提，数据表明它可能具有抗脑转移的作用[62]，这可能使其成为已经接受全脑照射且进一步放疗选择有限的患者的优先考虑。一种名为 O^6-甲基鸟嘌呤-DNA甲基转移酶（methylated O^6-methylguanine-DNA methyltransferase，MGMT）的DNA修复蛋白在小细胞肺癌中经常异常表达，替莫唑胺与MGMT启动子高甲基化存在的改善预后相关。

在对复发患者进行姑息性系统治疗时，每2~3个治疗周期后应通过CT影像评估治疗反应。治疗应持续到超出最佳反应、发生疾病进展或出现不可逆转的毒性超过2个周期[25]。

三、二线以外的疗法

虽然纳武利尤单抗是FDA批准的唯一一种用于小细胞肺癌三线治疗的药物，但免疫检查点疗法目前正在一线和二线治疗中使用，目前尚无确定的三线治疗方案用于广泛期小细胞肺癌。当其他治疗无效时，参加临床试验也是一种选择。选择合适的患者进行二线以外的治疗是至关重要的，因为此时患者的状态往往明显受损。在选择继续治疗的情况下，大多数肿瘤学家从上述常用的二线药物中选择非交叉耐药方案。

第六节 新兴疗法

小细胞肺癌迫切需要新的治疗方法，随着对小细胞肺癌生物学的进一步了解，未来有希望发现和利用新的靶点，并开发更佳的治疗方法。

一、DNA 修复

多聚腺苷二磷酸核糖聚合酶［poly（ADP-ribose）polymerase，PRAP］参与DNA损伤修复，蛋白质组学分析发现PARP-1在小细胞肺癌中过表达[63]。

PARP抑制剂已被证明在小细胞肺癌中具有治疗活性，无论是作为单一药物，还是与细胞毒性化疗药物联合使用。在一项评估维利帕尼联合顺铂和依托泊苷作为广泛期小细胞肺癌一线治疗的Ⅱ期研究中，患者PFS得到改善，但OS未得到改善[64]。另一项Ⅱ期试验发现替莫唑胺与维利帕尼联合治疗复发性小细胞肺癌患者显示出更高的缓解率（39% vs 14%），但在4个月PFS或OS方面没有差异[65]。

蛋白Schlafen-11参与调节对DNA损伤的反应，并可能作为小细胞肺癌对PARP抑制剂反应的生物标志物[66]。当前仍需要生物标志物来识别可能从PARP抑制剂中获益的潜在人群。

Wee-1是一种核蛋白，属于丝氨酸/苏氨酸蛋白激酶家族，是细胞周期进程的重要调节因子。在p53缺陷肿瘤中，抑制Wee-1导致DNA损伤检查点G2的失效，使恶性细胞对DNA损伤药物敏感[67]。目前，Wee-1抑制剂与奥拉帕尼联合治疗小细胞肺癌的效用正在被研究。

二、MYC 基因家族

MYC基因家族在约20%的小细胞肺癌中扩增[68]，通常与其他常见受影响的基因（包括TP53和RB1）互斥。研发MYC和其他转录因子抑制剂存在困难。MYC是极光激酶A和B的转录调节因子，当MYC扩增而TP53突变缺失时，肿瘤将获得生长优势，因此MYC扩增可以预测患者对极光激酶抑制剂的敏感性[69]。阿立塞替是一种选择性极光激酶A抑制剂，一项针对复发或进展性小细胞肺癌患者的Ⅱ期研究中评估了其疗效，结果显示缓解率为21%[70]。随后，一项Ⅱ期试验对阿立塞替联合紫杉醇与紫杉醇单药化疗疗效进行比较，其基本原理是这两种药物可以协同作用，干扰有丝分裂纺锤体的组装[71]。联合治疗组患者的PFS得到改善，但总体缓解率或OS未出现改善，并且由于不良反应而导致的治疗中断率较高。

三、表观遗传学

启动子甲基化和组蛋白乙酰化在小细胞肺癌中失调并影响基因转录。组蛋白去乙酰化酶调节组蛋白乙酰化，导致启动子区域的可及性增加及基因转录增加。组蛋白去乙酰化酶抑制剂贝利司他已被证明与顺铂和依托泊苷同时使用时具有协同活性[72]，基于此也开展了许多针对晚期小细胞肺癌的Ⅰ期试验[73]。

四、其他方式

Notch通路对早期肺发育很重要，因为它参与调节干细胞的自我更新，并且该通路在小细胞肺癌中可能失调。Notch通路可根据细胞环境的不同产生致癌或抑癌作用，但在小细胞肺癌中，Notch通路抑制可促进肿瘤生长和转移[74]。Delta样配体3（Delta-like protein 3，DLL3）是一种抑制性Notch配体，在80%的小细胞肺癌患者中表达上调[75]。

他瑞妥单抗是一种完全人类IgG 2抗体，可以选择性抑制Notch 2受体和Notch 3受体功能。已有Ⅱ期试验联合他瑞妥单抗与依托泊苷及顺铂或卡铂治疗，但与安慰剂相比没有更高的缓解率。特司林-洛伐妥珠单抗将靶向DLL3的人源化单克隆抗体与细胞毒性载荷剂吡咯并苯二氮䓬类药物结合起来。在Ⅱ期试验TRINITY中，特司林-洛伐妥珠单抗在肿瘤DLL3阳性且至少接受过两种小细胞肺癌治疗方案的患者中效果不佳[76]。这种药物目前正在与其他治疗药物联合进行Ⅰ期试验。

最近，研究者研发了一种由两个单链可变片段组成的双特异性T细胞接合物抗体AMG 757，该抗体一端靶向DLL3，另一端靶向细胞毒性T淋巴细胞（cytotoxic T lymphocytes，CTL）上的CD3抗原。这种双特异性抗体旨在结合表达DLL3的肿瘤细胞上的DLL3抗原，并与CTL结合，从而将CTL重新定向到肿瘤细胞并介导肿瘤细胞死亡。目前的Ⅰ期研究重点关注AMG 757在一线铂类药物治疗后的作用，发现其既可作为维持治疗药物，也可用于治疗初始治疗后病情进展的患者[77]。

第七节　结论

小细胞肺癌是一种侵袭性高且致死率高的疾病，给临床医师和研究人员带来了巨大的挑战。虽然目前小细胞肺癌的治疗已经取得了一定进展，但想要进一步深入探索其生物学机制则高度依赖于组织样本，而组织取材受限极大地限制了这一进程。尽管如此，随着对肿瘤免疫学和基因组改变的深入了解，我们有理由对未来小细胞肺癌研究的实质性进展持乐观态度。

（李昌树　鲜京宏 译）

参考文献

扫码查看

第九章

小细胞肺癌：生物学进展

Christine L. Hann

【摘要】

小细胞肺癌（small cell lung cancer，SCLC）约占所有肺癌的 13%，其特征是早期转移，预后较差。近年来，免疫检查点抑制剂（immune checkpoint inhibitor，ICI）已经被批准与依托泊苷加铂类联合应用于广泛期 SCLC 的初始治疗；三联疗法的中位总生存期约为 12 个月。在过去 4 年中，包括 ICI 在内的几种药物也获得 FDA 批准用于复发性 SCLC，该决策主要基于客观缓解率或缓解持续时间，而非生存期的改善。现有研究基于关键转录调控因子的相对表达情况确定了 SCLC 分子亚型。这些分析正在帮助我们更好地理解 SCLC 的生物学特征，并识别治疗敏感的亚群。在理想情况下，这些研究将助力发掘更加个性化的治疗方法，改善 SCLC 患者的生存预后。

关键词：免疫检查点抑制剂；转录编码；基因组学

第一节　引言

小细胞肺癌（small cell lung cancer，SCLC）是一种低分化的神经内分泌癌，约占所有肺癌病例的13%[1]。SCLC起初对化疗和放疗敏感，然而，大多数患者会产生耐药，进而导致复发。因此，SCLC是病死率最高的癌症之一。在美国，每年约有3万例SCLC相关死亡。

由于SCLC早期就会发生转移，任何分期的SCLC患者都会被建议接受全身化疗。从20世纪80年代至2018年，在美国，依托泊苷加铂类药物一直是广泛期SCLC一线系统性治疗的标准方案。从2016年开始，程序性细胞死亡受体1（PD-1）抑制剂纳武利尤单抗和帕博利珠单抗在SCLC复发患者中的应用表现出良好的疗效，并获得美国食品药品监督管理局（FDA）批准[2-4]。2019年，程序性细胞死亡受体配体1（PD-L1）抑制剂阿替利珠单抗联合卡铂和依托泊苷，用于广泛期SCLC一线治疗时，与依托泊苷加铂类药物组相比，总生存期（overall survival，OS）有小幅度的改善，因此FDA批准阿替利珠单抗用于广泛期SCLC一线治疗[5]。类似地，在初治广泛期SCLC患者中，度伐利尤单抗联合依托泊苷和顺铂/卡铂化疗也显示出OS的改善，因此度伐利尤单抗在这一患者群体中也获得了FDA批准[6]。2020年，基于一项大型Ⅱ期研究的结果，转录抑制剂鲁比卡丁获得FDA批准，用于治疗复发的SCLC患者[7]。

基因组学、蛋白质组学和表观遗传学检测技术的进步使我们能够更好地了解SCLC的生物学特征，同时使得更具生物学相关性的SCLC临床前模型的开发成为可能。2012年，SCLC被纳入了《难治性癌症研究法案》，该法案呼吁美国国家癌症研究所制定一个科学框架，以协助对抗这种死亡率高的疾病。这一举措凸显了SCLC治疗开发领域存在的迫切需求，并促成了SCLC研究浪潮的兴起。这些研究成果是对过去几十年所做工作的补充，为我们理解SCLC生物学特征提供了新的思路，具体将在后文概述。

第二节　识别小细胞肺癌治疗靶点

TP53和RB1的失活是SCLC普遍存在的重要特征。这两种抑癌基因在SCLC中发挥着关键作用，在基因工程小鼠模型（genetically engineered mouse model，GEMM）中，TP53和RB1在肺部细胞中的缺失会导致SCLC样肿瘤的发生[8]。近年，对SCLC的基因组分析也证实了TP53和RB1的普遍缺失以及MYC家族成员的扩增，并进一步发现了染色质重塑蛋白（EP300、CREBBP和MLL2）和Notch家族成员的突变[9-10]。蛋白质组和表观遗传研究也报道了PARP1、BCL2和EZH2在SCLC中的高表达[11]。虽然这些改变都可以被认为是导致SCLC发病的重要因素，但迄今为止，针对SCLC的临床研究尚未发现成功的靶向治疗方案。SCLC仍然被视为一个单一病种进行治疗，所有患者提供相同的治疗方案，最后的治疗决策主要基于器官功能、身体状态、先前毒副作用或试验可及性等临床特征。最近，研究人员根据主要的转录谱提出了一种基于生物学亚型的SCLC新命名方法[12]。在理想情况下，这种方法将有助于更好地理解SCLC对治疗的敏感性，并为SCLC患者的个体化治疗提供依据。

一、DNA损伤应答（DNA damage response，DDR）蛋白

多聚腺苷二磷酸核糖聚合酶（Poly ADP-ribose polymerase，PARP）家族蛋白具有多种功能，其中最主要的是参与DNA修复[13]。在SCLC中，PARP在mRNA和蛋白水平上高度表达。临床前研究显示，在SCLC模型中，PARP抑制剂能够与化疗和放疗产生协同作用[11, 14-16]。这些发现促使多项临床研究开始评估PARP抑制剂的疗效。ECOG 2511是一项针对未经化疗的SCLC患者予以顺铂+依托泊苷联合或不联合维利帕尼治疗的Ⅰ/Ⅱ期研究，研究结果显示，将维利帕尼添加到EP方案中可以改善无进展生存期（progression-free survival，PFS）（该研究

的主要终点）[17]。一项采用卡铂代替顺铂的类似研究也已完成，结果待公布（NCT02289690）。关于肿瘤复发，一项Ⅱ期随机研究中，复发SCLC患者接受替莫唑胺（temozolomide，TMZ）+维利帕尼/安慰剂治疗（NCI 9026），结果显示联合治疗组的客观缓解率（objective response rate，ORR）增加。然而，在4个月时，主要终点PFS未能得到改善[18]。一项Ⅰ/Ⅱ期研究也采用PARP抑制剂奥拉帕尼和TMZ联合治疗复发性SCLC患者，结果显示ORR为41.7%，中位OS为8.5个月[19]。目前正在试验中的各种药物中，PARP抑制剂他拉唑帕尼具有最强的PARP-DNA捕获能力，它在一项Ⅰ期研究中针对复发SCLC患者，作为单药表现出了一定的抗肿瘤活性，ORR为9%[20]。

针对SCLC正在进行的PARP抑制剂试验包括：纳米颗粒卡莫司汀（CRLX101）联合奥拉帕利用于复发性SCLC（NCT02769962），脂质体伊立替康（MM398）联合维利帕尼（NCT02631733），以及他拉唑帕尼联合低剂量TMZ（NCT03672773）。在一线治疗中，临床前研究表明，他拉唑帕尼的加入能够增强放疗在多种SCLC细胞系和SCLC移植瘤模型中的疗效[16]。一项关于奥拉帕尼和低剂量放疗联合治疗SCLC的研究也正在进行中（NCT03552880）。

DNA/RNA解旋酶Schlafen 11（SLFN11）调节对DNA损伤和复制应激的应答，并已被确定为对PARP抑制剂敏感的潜在生物标志物[14, 16, 21]。在NCI9026研究中，与仅接受TMZ治疗的患者相比，接受TMZ联合维拉帕尼治疗的患者的SLFN11表达与PFS和OS的改善相关[18]。然而，一项关于奥拉帕尼+TMZ的Ⅱ期研究的PDX共临床试验的数据显示，并未发现SLFN11表达与对奥拉帕尼/TMZ的反应之间存在相关性。在这些模型中，奥拉帕利/TMZ耐药性与炎症反应基因低基础表达相关[19]。

Wee-1是一种丝氨酸/苏氨酸蛋白激酶，通过磷酸化CDC2并使CDC2/Cyclin B复合物失活来调节G2/M检查点。由于TP53和RB1的缺失导致G1/S检查点缺陷，SCLC依赖于G2/M检查点。因此，抑制Wee-1可以增加对DNA损伤剂的敏感性。在临床前研究中，Wee-1抑制剂AZD1775增强了TP53缺失细胞中PARP抑制剂奥拉帕尼的抗肿瘤

活性[22]。在SUKES Ⅱ期伞式试验中，AZD1775在复发SCLC患者中未显示显著的单药疗效[23]。AZD1775也正在与卡铂联合评估，这是一项针对复发SCLC患者的Ⅱ期多药物、多臂研究（BALTIC研究；NCT02937818）。

检查点激酶1（checkpoint kinase 1，CHK1）介导G2/M期细胞周期停滞。在TP53缺失的情况下，抑制CHK1可使细胞对DNA损伤剂更敏感[24]。CHK1在SCLC中高表达，而在临床前研究中，CHK1抑制剂普雷沙替尼（LY2606368）单药或联合顺铂或奥拉帕利显示出显著的抗肿瘤活性。在这项研究中，发现MYC过表达与普雷沙替尼的敏感性相关[25]。普雷沙替尼治疗复发性SCLC的Ⅱ期研究已完成入组，结果待公布（NCT02735980）。

二、DDR抑制与免疫疗法

在乳腺、结直肠和卵巢的临床前模型中，PARP抑制能够通过增加细胞质DNA诱导干扰素介导的免疫应答（STING信号通路），从而增强免疫检查点阻断疗法的效果[26]。PARP抑制剂奥拉帕尼与PD-L1阻断剂的联合应用也在SCLC GEMM移植瘤模型中表现出协同作用。CHK1抑制剂普雷沙替尼同样提高了SCLC GEMM对PD-L1抗体的响应[27]。这些DDR抑制剂与PD-L1药物的联合作用都依赖于cGAS-STING信号通路的激活[27]。度伐利尤单抗联合奥拉帕尼的篮子研究的对象是复发的SCLC患者群体。尽管SCLC患者群体未能达到ORR的主要终点[28]，但正在进行其他联合DDR抑制剂和ICI的研究，探索不同的用药计划并纳入额外的相关研究。SWOG S1929是一个基于生物标志物的Ⅱ期随机研究，比较了对于SLFN11基因表达阳性的广泛期小细胞肺癌患者的维持治疗疗效，其中一组接受阿替利珠单抗，另一组接受阿替利珠单抗联合他拉唑帕尼（NCT04334941）。

三、MYC

MYC家族原癌基因是控制多个生长和细胞周期启动等胞内过程的转录因子。MYC的同源基因，包括MYC、MYCL和MYCN，在约20%的SCLC病例中发生扩增或过表达[9-10]。在RB1和

*TP53*缺失的条件下（RPM模型），*MYC*的表达在能够促进GEMM非神经内分泌型SCLC的快速进展[29]。与*MYCN*或*MYCL*相比，*MYC*更能抑制*BCL2*的转录[30]。在临床前模型中，*MYC*或*MYCN*的表达与化疗耐药相关[31-32]。在一项采用SCLC PDX的大型研究中，对顺铂和依托泊苷的耐药与*MYC*基因特征的增强表达相关[31]。在未经过治疗的GEMM中，*MYCN*的过表达加速了SCLC的进展，并减弱了对依托泊苷加铂类药物的反应[32]。这种情况下利用CRISPR筛选，发现去泛素化酶USP7可以恢复对化疗的敏感性[32]。

目前，直接抑制*MYC*仍有难度，锚定其下游效应物不失为一种有效策略[33]。MYC驱动的SCLC细胞系和GEMM在接受极光激酶抑制剂治疗时，对化疗敏感[29, 34]。一致的是，另一项针对复发SCLC患者的Ⅰ/Ⅱ期研究显示，采用极光激酶A（aurora kinase A Gene，AURKA）抑制剂阿立塞替，ORR达到21%[35]。联合应用紫杉醇与阿立塞替在临床上也被证明有效，特别是在*MYC*高表达的患者亚组中[36]。在CRISPR激活模型中，发现*MYC*抑制了*BCL2*的表达，并使细胞对DDR抑制剂敏感。与化疗相比，CHK1抑制剂普雷沙替尼和阿立塞替的联合应用可以延长RPM GEMMs的生存时间[30]。一项针对复发或难治性SCLC患者使用AURKB抑制剂AZD2811的Ⅰ期临床试验正在进行中（NCT02579226）。

代谢组学研究基于对ASCL1（achaete-scute complex homologue 1）转录因子的表达，划分了两个SCLC亚群[37]。ASCL1低表达的细胞表达高水平的鸟苷合成酶IMPDH1和IMPDH2，这两者都是*MYC*的转录靶点。抑制IMPDH可抑制ASCL1低表达细胞的生长，提高RPM小鼠的存活率，提示MYC驱动的肿瘤可能依赖该途径[37]。MYC驱动的SCLC细胞对精氨酸有依赖性，缺乏精氨酸可提高RPM小鼠的存活率[38]。然而，关于单药聚乙二醇化精氨酸脱亚胺酶20的Ⅱ期研究（NCT01266018）报告称，其在难治性SCLC患者群体中缺乏疗效。未来若要采取这种治疗方法，可能需要筛选生物标志物，以确定最可能受益的患者。

四、进展通路中的靶点

Notch信号通路影响细胞命运决定、更新和稳态。Notch蛋白根据它们的细胞环境，可以是致癌的或抑癌的。在一项大规模的基因组研究中，Notch家族的功能缺失突变存在于25%的病例中，表明Notch在SCLC中发挥抑癌作用[9]。然而，也有研究表明，抑制Notch可以抑制肿瘤生长[39]。如果要通过直接靶向Notch信号通路实现临床获益，可能需要基于肿瘤对Notch激活的依赖性来仔细筛选患者。

Delta样配体3（DLL3）是一种在SCLC和其他神经内分泌肿瘤中高度表达，而在正常组织中表达较少的Notch配体，这些特征使其成为极有潜力的治疗靶点。针对DLL3的抗体药物复合物特司林-洛伐妥珠单抗在SCLC的临床前模型和早期临床研究中显示出明显的效果[40-41]。随后的研究包括在三线及之后临床阶段患者中进行的单臂Ⅱ期研究（TRINITY），以及在二线（TAHOE）和诱导化疗后维持治疗的Ⅲ期随机研究（MERU），均未能达到其主要终点，治疗出现的不良事件相当严重。一项特司林-洛伐妥珠单抗联合一线化疗的探索性研究已完成，报告称特司林-洛伐妥珠单抗与EP联合用药在特定剂量时安全，但加入Rova-T未显示额外获益[42]。特司林-洛伐妥珠单抗项目于2019年终止[43]。

DLL3的选择性表达为额外的靶向治疗方法提供了可能，包括T细胞重定向治疗、成像和放射核素的递送。靶向DLL3的T细胞重定向治疗策略包括与DLL3和CD3结合的双特异性T细胞吸附剂（AMG-757）；以及AMG-119，一种靶向DLL3的嵌合抗原受体（chimeric antigen receptor，CAR）T细胞疗法。它们在SCLC模型中均显示出了临床前活性[44-45]。AMG-757和AMG-119目前正在进行Ⅰ期临床试验，用于治疗复发性SCLC的患者（分别是NCT03319940和NCT03392064），为SCLC及其他表达DLL3的肿瘤提供了一种新的免疫治疗方法。SC16 DLL3抗体也被用于开发SCLC中的新型成像和治疗方法。一种标记有锆-89的抗DLL3抗体（^{89}Zr-SC16）正在开发中，作为正电子发射断层扫描显像剂，它能够在小鼠模型中将SCLC肿瘤与正常组织区分开来[46]。目前也有一项观察性临床试验正在进行，以评估PET显像剂的生物分布、安全性，并将肿瘤对PET显像剂的摄取与DLL3在组织中的表达水平进行关联（NCT04199741）。

五、BCL2

BCL2作为内源性凋亡通路的核心调控因子，在大多数SCLC患者中高表达[47-48]。针对BCL2的临床前策略在SCLC的多个临床前模型中显示出良好的疗效[49-52]。然而，针对BCL2治疗的临床试验，包括反义策略或双效BCL-2/BCL-xL抑制剂纳维托克，作为复发性SCLC的单药或与依托泊苷加铂类药物联合一线治疗均未显示获益[53-55]。纳维托克的一个主要局限是循环血小板中的BCL-xL抑制可能导致血小板减少，这使其与化疗的联合应用受限。使用SCLC细胞系、患者来源的异种移植（patient derived xenograft，PDX）模型和GEMM的临床前数据表明，在将PI3K/mTOR抑制剂与纳维托克联合应用时，疗效更佳，这种策略在理想情况下可以避免血小板减少症对临床评估纳维托克效果的影响。基于这些发现，目前，一项纳维托克与TORC1/2抑制剂维妥色替联合治疗复发性SCLC的Ⅰ/Ⅱ期研究（NCT03366103）正在开展。APG-1252是一种更强效的BCL2抑制剂，与BCL2、BCL-xL和BCL-W结合都具有很强的亲和力。已有研究正在评估其与紫杉醇联合治疗复发性SCLC的疗效（NCT04210037、NCT03387332）。针对BCL-2的特异性抑制剂维奈托克，在高BCL-2表达的PDX中，能够明显减小肿瘤体积，并适合与细胞毒性药物联合应用[56]。目前正在评估维奈托克在一线治疗中的效果，如与阿替利珠单抗联合治疗作为卡铂、依托泊苷和阿替利珠单抗诱导后的维持治疗（NCT04422210），或与伊立替康联合（NCT04543916）。

六、表观遗传抑制剂

SCLC的基因组研究中报告了包括CREBBP、EP300和MLL2在内的染色质重塑基因的频繁突变，表明表观遗传程序的紊乱可能在SCLC的发病机制中起到作用[9-10, 57]。Zeste同源物2增强子（enhancer of zeste homolog 2，EZH2）是一种组蛋白-赖氨酸N-甲基转移酶，也是多梳抑制性复合物2（polycomb repressive complex 2，PRC2）的重要组分，可通过催化H3K27的甲基化来调控基因表达[21, 58-59]。EZH2的表达受E2F转录因子家族的调控，而这些因子又受视网膜母细胞瘤蛋白的负调控。因此，视网膜母细胞瘤蛋白的缺失与EZH2的高表达相关，与此一致，EZH2在SCLC中高度表达[11, 59-60]。一项聚焦SCLC PDX中获得性化疗耐药的临床前研究称，EZH2可使SLFN11表达沉默，从而导致化疗耐药[61]。抑制EZH2可以保持化疗敏感性。EZH2抑制剂DS-3201b可与伊立替康联合用于治疗复发性SCLC，目前正在评估其临床应用价值（NCT03879798）。

组蛋白赖氨酸去甲基化酶1（lysine specific demethylase 1A，LSD1）可以使H3K4me1和H3K4me2去甲基化，从而控制目标基因的转录，其在SCLC中高表达[62]。在临床前研究中，LSD1抑制剂GSK2879552可抑制SCLC细胞系和PDX模型中的肿瘤生长，其敏感性与低甲基化特征相关[63]。GSK2879552的一项Ⅰ期临床试验未能显示出有利的风险收益比，该研究已被终止（NCT02034123）。在SCLC临床前模型中，LSD1抑制剂ORY-1001可以通过激活NOTCH通路并抑制ASCL1，从而来阻碍SCLC PDX中的肿瘤发生过程[64]。ORY-1001与依托泊苷加铂类药物联合用于复发SCLC患者的Ⅱ期研究目前正在招募患者。

第三节　免疫疗法：近期获批、生物标志物和新联合方案

两项Ⅲ期随机临床研究（IMpower-133和CASPIAN）显示初治广泛期SCLC患者中，添加抗PD-L1抗体到依托泊苷加铂类药物方案可以改善生存率[5-6]。每项研究都报道了2~3个月的生存改善，这样的改善虽然有限，但这是自20世纪80年代以来依托泊苷加铂类药物方案成为一线治疗标准后的首次进步。基于中位OS的改善，阿替利珠单抗和度伐利尤单抗分别在一线治疗中获得了

FDA批准。在复发治疗方面，基于CheckMate-032研究的结果以及Keynote-028和Keynote-158的汇总分析，纳武利尤单抗和帕博利珠单抗最初获得了FDA批准，用于二线治疗后复发的SCLC患者[2, 65-66]。这两种药物的FDA批准主要基于ORR和缓解持续时间，但由于未能满足上市后要求，两药适应证已被撤销。CheckMate-032研究探索了纳武利尤单抗与伊匹木单抗联合免疫治疗，缓解率比纳武利尤单抗单药疗法更高，但代价是明显的毒副作用。这种联合疗法尚未被FDA批准用于SCLC[3]。值得注意的是，这些关于复发SCLC中ICI治疗的研究是在一线治疗中引入PD-L1抑制剂之前进行的。因此，对于ICI治疗后复发的小细胞肺癌，抗PD-1抗体的益处还不清楚。这一领域的未来发展重点应是识别免疫治疗反应的生物标志物、探究与免疫治疗联合的全新方案。

PD-L1的表达水平是预测ICI效果的常用生物标志物，特别是在非小细胞肺癌的一线治疗中单药使用帕博利珠单抗的情况下[67]。然而，在SCLC中，PD-L1表达与对ICI治疗的反应之间的相关性并不明确。在CheckMate-032研究中，PD-L1肿瘤比例评分≥1%与纳武利尤单抗单药治疗或纳武利尤单抗联合伊匹木单抗治疗的反应之间没有相关性[3, 68]。相反，在Keynote-158研究的SCLC队列中，联合比例评分（combined proportion score，CPS）≥1%与帕博利珠单抗单药治疗的ORR提升显著相关[4]。

CheckMate-032的一项回顾性生物标志物分析显示，高组织肿瘤突变负荷（tTMB）与纳武利尤单抗单药治疗或纳武利尤单抗联合伊匹木单抗的ORR、PFS和OS的改善相关[68]。相比之下，在IMpower-133研究中，当在依托泊苷加铂类药物方案中添加阿替利珠单抗时，高血液肿瘤突变负荷与临床获益没有相关性[5]。多队列的Keynote-158研究显示，tTMB高的实体瘤患者接受帕博利珠单抗单药治疗的有效率高于tTMB低的肿瘤。这种关联关系在该研究的SCLC患者亚组中也存在[69]。

改善SCLC中ICI治疗疗效的方法包括与DDR靶向药物（如PARP和CHK1抑制剂等）联合治疗策略。支持这些方法的临床前数据在DDR部分有更详细的描述。另一个热门研究领域涉及调动

TME中的巨噬细胞和自然杀伤细胞。CD47是一种高表达于SCLC细胞表面的分子，可作为SIRPα的配体，SIRPα是表达在巨噬细胞和树突状细胞上的调控蛋白。CD47与SIRPα的结合可抑制巨噬细胞的激活和吞噬活性，可能有助于免疫逃逸[70-71]。采用抗CD47抗体或直接灭活CD47，从而抑制CD47/SIRPα，可以抑制临床前模型中SCLC的生长[71]。使用抗CD47抗体的Ⅰ期研究也正在进行中。

第四节　新的分类系统：基于显性基因表达谱的小细胞肺癌亚型

在2018年，根据四个关键转录调节因子的差异基因表达，研究者们提出了一种定义SCLC亚型的框架[12]。对SCLC患者肿瘤、细胞系和小鼠模型的基因表达谱分析发现，SCLC可以根据ASCL1（约70%病例）、NeuroD1（约11%病例）、POU2F3（约16%病例）和YAP1（约2%病例）的相对表达水平进行亚型分型[12]。虽然大多数SCLC病例具有神经内分泌（neuroendocrine，NE）表型，但临床前建模已确定了一部分具有非神经内分泌表型（non-NE）的SCLC亚型，其特点是具有更明显的间充质特征[72]。这四个转录亚型也与组织学亚型相吻合：NE表型的小细胞肺癌包括ASCL1（"经典"）和NeuroD1（"变异"）主导的亚型，而非NE表型的小细胞肺癌包括YAP1和POU2F3亚型[12]。

ASCL1和NEUROD1在正常神经内分泌发育中各自起着关键作用[73-74]。在SCLC GEMM模型中，ASCL1是肿瘤起源的必须因素，而NeuroD1则不是。然而，高表达NeuroD1的肿瘤可能源自ASCL1高表达的前体细胞[75-76]。ASCL1和NeuroD1结合到不同的超级增强子，导致下游基因表达改变。ASCL1的靶基因包括RET、BCL2、MYCL1、SOX2、FOX2A和DLL3[40]。而NeuroD1的靶基因包括MYC、INSM1和HES6[75]。与此一致，Trp53/RB1条件性敲除的小鼠中MYC的过度表达导致高NeuroD1型小细胞肺癌的进展[29]。与临床前模型中ASCL1和NeuroD1的单独表达相反，一个

基于组织的SCLC亚型染色研究展现了ASCL1和NeuroD1的频繁共表达[77]。

POU2F3阳性的SCLC（POU2F3-positive SCLC，SCLC-P）缺乏神经内分泌特征，也不高表达ASCL1或NeuroD1[77-78]。SCLC-P细胞保持了与簇状细胞类似的独特转录组特征，提示其起源细胞与其他SCLC亚组不同[78]。CRISPR研究确定了POU2F3表达细胞对IGF-1R抑制剂的敏感性[78]。ASCL1、NeuroD1和POU2F3被认为是各自亚型的驱动因子，但目前还不清楚YAP1是否也是如此。

YAP1是HIPPO通路的关键组成部分，在少数SCLC中表达[77, 79]。YAP1表达肿瘤数量稀少，使其相关的研究较为困难。临床前数据证实，*RB1*野生型SCLC中，可能常见*YAP1*表达[79]。CDK4/6周期依赖性激酶对Rb进行磷酸化并使其失活，防止了细胞周期的停滞。在临床前研究中，YAP1基因表达阳性的小细胞肺癌细胞系对几种CDK4/6抑制剂具有敏感性[79]。目前，一项CDK4/6抑制剂阿贝西运用于*RB*野生型的复发性SCLC的临床试验正在进行（NCT04010357）。

通过免疫组化可以评估ASCL1、NeuroD1、POU2F3和YAP1的表达，这在理想情况下，能够使得这种分类方法获得广泛应用[77]。一项基于174例SCLC样本的组织分析研究显示，ASCL1主导型表达在69%的样本中存在，NeuroD1在17%的样本中存在，POU2F3在7%的样本中存在，而YAP1则很少见[77]。基于已知的这些转录程序的下游靶点，SCLC各亚型可能对不同的治疗敏感。针对不同SCLC亚组的治疗敏感特征，有一系列相应药物已经或正在研发，包括BCL2抑制剂、AURKi和IGF-1R抑制剂。这些研究并未进行生物标志物的筛选。未来，不管是在研究中，还是在标准治疗中，将患者预后与这些SCLC亚型进行关联，可能有助于更好地了解亚型分类的预测或预后价值。这也可能为前瞻性亚型特异性的临床试验及更有效的治疗手段开发奠定基础。

第五节　结论

近年来在SCLC领域关于免疫检查点抑制剂的临床研究卓有成效，并获得FDA批准上市，这是20年来该领域首次获批的新疗法。在广泛期SCLC一线化疗中，加入抗PD-L1抗体阿替利珠单抗或度伐利尤单抗可改善生存，这两种药现已批准用于初治患者。转录抑制剂鲁比卡丁也已获得了FDA批准，用于复发性SCLC治疗。在2年内有多种药物获得了FDA批准，这些批准标志着SCLC治疗发展的历史性时刻。然而，这些新的治疗选择所带来的临床获益有限，且缺乏生物标志物筛选；SCLC仍然被笼统地视为一个整体，治疗存在很大空白。为改善SCLC患者的长期结局，当前研究应该继续着重于深入了解SCLC生物学特征，并识别临床可用的治疗敏感靶点。SCLC也暂且不适用于针对其他肿瘤中特异性基因组突变所开发的个体化诊疗策略。同时，对SCLC生物机制的深入研究也提出，应将SCLC进一步基于转录组特征细分亚型，为SCLC的生物标志物开发提供了新的策略。

（宋璐佳　译）

参考文献

扫码查看

chapter 10

第十章

免疫治疗与放射治疗：新策略

Allison M. Campbell and Roy H. Decker

【摘要】

电离辐射是一种局部干预措施，在非小细胞肺癌的治疗中发挥作用。有病例报告显示，同时接受检查点抑制剂和放疗的患者呈现出良好的临床响应，表明这两种治疗方式具有协同作用，可将放疗的范围从局部治疗扩展到全身治疗。放疗可能在促炎症细胞死亡的情况下释放肿瘤抗原，故又被称为原位疫苗。本章描述了放疗和免疫系统间的相互作用，特别是关于辐射实质性促进抗肿瘤免疫反应的新机制。

关键词：免疫治疗；放射治疗；远隔反应；先天免疫；适应性免疫

第一节　引言

放射治疗（radiotherapy，RT）是非小细胞肺癌的主要治疗手段。放疗通常指单纯在指定的部位发挥作用的局部治疗，不会引起全身抗癌反应。放疗通过破坏癌细胞的DNA发挥作用，导致肿瘤死亡。肿瘤周围和内部的免疫环境在放疗和其他治疗方式的临床反应中发挥着重要作用。放疗能够引发免疫反应，这种反应本质上是全身性的。免疫系统和放疗之间的协同作用使辐射能以一种以往未被充分认识到的方式影响肺癌整体疾病负担。

放疗辐射可导致肿瘤细胞的DNA损伤，细胞死亡并释放出肿瘤抗原。与免疫治疗结合后，免疫系统可处理被释放出的抗原，促进抗肿瘤免疫反应。当免疫条件有利时，抗肿瘤反应可能会在照射部位一定距离处发生脱靶或"远隔"效应，从而将局部治疗转变为全身治疗。临床病例报告和临床前研究已经证明免疫治疗和放疗具有协同效益，但需要进一步研究来确定两种疗法的最优结合。本章将讨论放疗作为原位疫苗的概念，并详细介绍其激活先天免疫和适应性免疫系统的方式。这些机制的探索为未来研究提供了方向，同时强调了该领域内尚未被解答的问题。

第二节　放射治疗作为原位疫苗的作用

一、非小细胞肺癌的疫苗接种原则

在传统意义上，疫苗接种是指建立针对病原体的保护性免疫，以有效防御后续的相关感染，但该概念目前已经扩展到用于既定疾病的治疗性疫苗[5]。疫苗由两个组成部分：①作为适应性免疫系统靶点的抗原；②用于参与先天性免疫并提供触发反应所需的共刺激信号的佐剂。"抗原"一词直接源于其对宿主免疫系统的影响，即产生针对它的适应性免疫反应。"佐剂"可增强机体对抗原的免疫反应。疫苗接种在传染病领域取得了突出的成就，但其在癌症的成功应用仍然存在重重阻碍。

癌症疫苗接种的原理源自免疫激活可导致肿瘤消退的相关发现。肿瘤浸润淋巴细胞被认为是多种癌症亚型的预后相关特征[25, 33, 56, 77]，通过癌症疫苗接种激发和维持抗肿瘤反应也已成为了研究热点[15]。癌症疫苗接种包括多种方法，旨在为免疫系统提供抗原和各种佐剂并激活细胞毒性T细胞（抗肿瘤反应的主要效应细胞）。

多肽疫苗以结合MHCⅠ类分子的形式递送抗原，并被提呈给细胞毒性T细胞。细胞疫苗由癌细胞系组成，应用完整的癌细胞系可激活针对各种可能抗原的免疫途径，这些抗原可被树突状细胞吸收并交叉呈递给T细胞。基于病毒的策略使用病毒载体来递送目标抗原，并以病毒自身作为佐剂。迄今为止，不同疫苗接种方法在非小细胞肺癌中的总体疗效不尽如人意。但疫苗接种的基本原则，即将抗原和佐剂偶联以实现有效的免疫反应，仍然是一个合理的指导原则。产生对自身修饰的免疫反应总是比产生对外来因素的反应更具挑战性。由于肿瘤的免疫抑制环境以及免疫系统固有的阻止有害免疫病理的能力，使得癌症疫苗的应用更加困难。因此，最近在肿瘤学背景下扩大了疫苗接种的概念：引发肿瘤本身的原位促炎细胞死亡。

二、放疗可作为抗原和佐剂

增殖的肿瘤细胞会承受自然选择的进化压力，逃脱免疫遏制的克隆将继续生存并进一步分裂。因此，在治疗干预时，应根据患者的特定肿瘤而量身定制最适合的疫苗。理想的疫苗将提供一种能够激活先天免疫系统的佐剂，从而实现最佳的适应性免疫。在适宜的条件下，放疗能够原位杀死肿瘤细胞，并为适应性免疫的激活提供一系列抗原。当肿瘤细胞死亡时，它们可能释放损伤相关分子模式（danger-associated molecular patterns，DAMP），其通过激活先天性免疫系统起到佐剂的作用[20]。

"远隔效应"是指放射区域之外的肿瘤消退，在1953年得到首次报道[66]。近年来，一系列病例报告描述了检查点抑制和放疗治疗下显著的全身肿瘤缓解，该现象得到重视。一项系统综述描述了截至2016年的相关文献中报道的46个病例，描述了在多种肿瘤类型中观察到的此现象[1]。

以上情况表明，随着人们对基础生物学的深入理解，患者在临床上可能发生的多种反应也更为人知。这些出现远隔效应的病例中有几例发生在检查点抑制的背景下，这意味着放疗和免疫治疗之间存在特殊的协同作用。Keynote-001试验的二次分析也支持了这一观点，该试验表明，在使用帕博利珠单抗治疗之前接受放疗的非小细胞肺癌患者的中位总生存期增加了1倍，从5.3个月增至10.7个月[81]。这些发现表明，可能存在某些机制可以改变机体免疫环境并激发最佳适应性免疫。

除检查点抑制剂外，其他辅助药物也已与放疗的联合使用，用于激活先天免疫。一项原理验证Ⅰ期试验联合粒细胞-巨噬细胞集落刺激因子（granulocyte macrophage-colony stimulating factor，GM-CSF）和放疗用于治疗转移性癌症患者，其中29例患者中有11例表现出远隔效应，被定义为反应最佳的病灶区域长径减少≥30%[34]。一项正在进行的乳腺癌临床试验正在将局部咪喹莫特与放疗联合用于皮肤转移患者，咪喹莫特通过激活先天免疫系统受体Toll样受体7（toll-like receptor 7，TLR7）发挥佐剂作用[21]。

放疗和免疫治疗的协同作用是改善非小细胞肺癌治疗结局的新兴方法。以下各节讨论了探索和描述放疗影响先天和适应性免疫系统的临床前研究。

第三节　放疗与先天性免疫系统

一、免疫原性细胞死亡

先天性免疫系统是抵御病原体入侵的第一道防线。它通过病原体的进化特征，也称为病原体相关分子模式（pathogen associated molecular patterns，PAMPs）来识别病原体。先天性免疫系统的受体称为模式识别受体（pattern recognition receptors，PRR）。此外，先天性免疫系统还可检测危险信号，或与基因组完整性受损相关的DAMP[53]。DAMP与PAMP同时出现时需要机体强有力的自我防御进行应对，仅细胞死亡不足以引发免疫反应。据估计，人体每天约有数百亿个细胞更新[38]，其中大多数细胞以细胞凋亡的方式死亡，可以促进免疫耐受并防止自身免疫[37]，而与DAMP释放相关的细胞死亡则可诱导先天免疫。此外，还有许多其他能触发先天性免疫系统的细胞死亡方式，包括坏死、坏死性凋亡、细胞焦亡和自噬性细胞死亡[6, 31-32]。

众所周知，辐射会诱发细胞衰老和有丝分裂灾难，但指的是细胞增殖能力的丧失，而不是细胞质膜的破裂和细胞功能的终止。在免疫学的角度，到细胞残骸被巨噬细胞吞噬，免疫系统必须区分自己和非己之前，这些形式的死亡是"不可视的"。区分自己/非己是免疫系统的基本特征之一，无法耐受自身来源的抗原会引起自身免疫反应。

虽然体外研究已经证明了肿瘤细胞死亡的多种方式，但有关肿瘤细胞在体内如何响应辐射的相关数据不足，因此其具体机制仍不明确。细胞死亡的方式可能会根据放疗剂量和分割方式而发生改变。生物体内的细胞死亡是一个复杂的过程，耐受性、镇静性至强烈的免疫刺激性的任何形式都有可能。放疗诱导免疫反应的相关临床前研究阐明了炎症细胞死亡参与先天免疫的重要性，并为适应性抗肿瘤免疫奠定了基础。以下各节将讨论这一过程中涉及的多种通路。

二、DNA损伤机制和模式识别受体：新兴的重叠作用

从保存基因组完整性的角度来看，检测DDR通路的蛋白及先天性免疫系统中的PRR是有意义的，因为这两个系统都可用于检测核酸损伤。DNA损伤介质（包括放疗）诱导炎症反应的发现可支持这一观点[55]。这些反应是由Ⅰ型干扰素（interferon，IFN）的表达介导的，它也是病毒感染诱导的关键细胞因子之一[44]。与此相一致的是，据观察，受到DNA损伤的细胞随后会获得一定程度的抗病毒抵抗力[59]。

先天性免疫系统和DDR机制之间存在交叉并已被确定。Ku70是一种参与非同源末端连接（non-homologous end joining，NHEJ）的蛋白，也可作为诱导Ⅲ型干扰素的DNA传感器[100]。NHEJ蛋白DNA-PK也可作为细胞质DNA的模式识别受体，激活转录因子干扰素调节因子[28]。Rad50

也参与NHEJ，但已被证明能够诱导IL-1并激活核因子-κB（nuclear factor-κB，NF-κB）[76]。

先天性免疫系统的PRR可以识别一系列分子，胞质核酸是其中之一。这种情况下，自己和非己之间的区分是基于其感知DNA的可及性、定位和结构而实现的[79]。感知的可及性由浓度决定，浓度考虑了降解率和相关蛋白质的"屏蔽"作用；定位是指检测到的核酸所在的细胞区室；结构包括有关核酸构象和任何化学修饰的信息[79]。DNA和RNA都被先天性免疫系统识别。本章讨论了放疗引起的损伤相关的先天免疫识别，主要的四种通路详细信息如图10-1（文后彩插图10-1）所示，并在以下各节中进行描述。

三、cGAS/STING 识别 DNA 损伤

环状GMP-AMP合成酶（cyclic adenosine monophosphate synthase，cGAS）是一种可以检测胞质DNA的PRR[85]。该检测以序列独立的方式进行，会导致三磷酸鸟苷转化为环状GMP-AMP（cyclic GMP-AMP，cGAMP）的构象变化[51]。然后，cGAMP与IFN基因刺激蛋白（stimulator of interferon gene，STING）结合[45,86]。STING随后将形成同源二聚体并募集TANK结合激酶（TANK-binding kinase，TBK1）和干扰素调节因子3[58,88]。该途径的激活会诱导I型IFN的产生。此外，STING还能够与ⅠκB激酶相互作用以激活NF-κB[27]，而NF-κB是另一种具有多个下游促炎靶点的先天性免疫转录因子[89]。

在临床前小鼠模型中，放疗已被证明能激活cGAS/STING轴。在使用检查点抑制和8Gy×3的放疗方案序贯治疗的情况下，cGAS可以识别受损的DNA并激活STING。下游活化的树突状细胞成

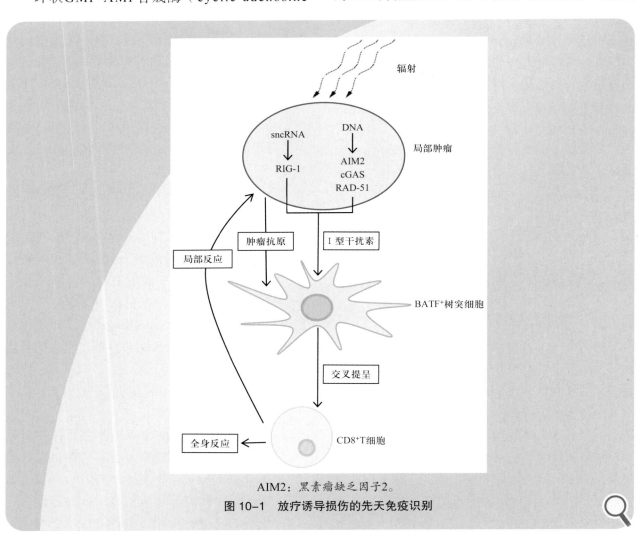

AIM2：黑素瘤缺乏因子2。

图 10-1 放疗诱导损伤的先天免疫识别

功募集细胞毒性T细胞，随之观察到肿瘤消退[91]。此外，还发现STING对于辐照后IFN-β的产生是不可或缺的。在STING缺乏的情况下，将无法实现树突状细胞的交叉呈递和适应性免疫的激活[23]。

四、AIM2 识别 DNA 损伤

黑素瘤缺乏因子2（absent in melanoma，AIM2）是一种胞质DNA传感器，它的C端结构域直接与双链DNA（double stranded DNA，dsDNA）结合[16, 29, 42, 75]。其N端吡啶结构域与炎症小体衔接蛋白凋亡相关斑点样蛋白相互作用，然后招募caspase-1前体用于形成大分子复合物炎症小体[62]。当炎症小体组装时，caspase-1前体被裂解成活性形式。这导致促炎细胞因子的释放（如IL-1β和IL-18）。它还能够触发一种称为细胞焦亡的免疫原性细胞死亡，这种死亡是由于caspase-1在质膜上形成了孔隙。这个过程会影响细胞裂解，使未降解的核酸释放到细胞外间隙[6]。

放疗能够诱导AIM2可感知的DNA损伤。在辐射诱发的消化道和血液系统综合征的小鼠模型中，AIM2缺陷小鼠可以免受肠上皮细胞和骨髓细胞死亡的影响。AIM2可以感知辐射引起的DNA损伤并介导细胞焦亡和促炎细胞因子分泌[43]。有趣的是，AIM2可自身在肿瘤发生中发挥调节作用，无须依赖炎症小体的激活[62-63]。在结肠炎小鼠模型中，AIM2能以不依赖于炎症小体的方式预防结直肠癌；而AIM2缺陷小鼠在接触诱变剂后发生严重结肠炎，肿瘤负荷也更高[96]。AIM2在结肠癌细胞系中的过度表达使细胞周期停滞在G2/M检查点[70]。

五、RAD51 参与 DNA 损伤反应和先天免疫

RAD51是一种参与DNA复制和修复的多功能蛋白。正常生理情况下，它在管理复制叉方面发挥着多种作用，包括当复制叉遇到DNA损伤时的复制重启[7]。细胞照射后，RAD51通过同源重组（homologous recombination，HR）协助双链断裂修复并且能够结合单链DNA（single-strand DNA，ssDNA）和双链DNA。近期发现RAD51在先天免疫和放疗后DDR中的作用存在重叠。体外短发夹RNA（short hairpin RNA，shRNA）介导的

RAD51消耗能诱导辐射后先天免疫反应通路相关基因，这与胞质中细胞核来源的ssDNA和dsDNA水平增加相对应。而胞质中DNA水平的增加将导致STING激活和TBK1磷酸化[8]。在基线时，RAD51能抑制MRE11所介导的对新复制DNA的降解作用。MRE11是一种核酸酶，在响应复制应激时可破坏DNA[39]。抑制MRE11会减少RAD51缺失的细胞中胞质内自我DNA的积累[8]。

在许多癌症亚型中都可观察到RAD51的过表达，这与修复效率的提高以及随后对依赖DNA损伤发挥效应的治疗（如化疗和放疗）产生的耐药性有关[52]。RAD51的表达、磷酸化和核易位受先天免疫信号传导通路的影响。尿激酶型纤溶酶原激活物受体在多数实体癌中表达，与预后不良有关[36]。它没有跨膜结构域，与其他表面受体关联传输信号[10]。作为自分泌/旁分泌信号通路的一部分，纤溶酶原激活物受体和Toll样受体4（toll-like receptor 4，TLR4）联合介导CHK1和RAD51的激活，从而改善DNA修复[68]。该通路表明，先天性免疫系统可以被基因组完整性受损激活，而修复通路反过来也可以被下游的先天免疫信号影响。

六、放疗和 RNA 识别：RIG-Ⅰ

上述参与先天免疫的三种通路都需依赖对DNA损伤的识别，而识别RNA同样也是抗病毒物质检测的关键组成部分。维甲酸诱导基因Ⅰ（retinoic acid inducible gene Ⅰ，RIG-Ⅰ）是RIG-Ⅰ样受体（RIG-Ⅰ-like receptor，RLR）家族的一部分。RIG-Ⅰ是一种RNA解旋酶，可识别病毒RNA并通过线粒体抗病毒信号蛋白发出信号。它是细胞防御病毒感染的关键成分，其激活会诱导Ⅰ型IFN的产生[99]。RIG-Ⅰ本身是一种IFN刺激基因（IFN-stimulated gene，ISG），这意味着Ⅰ型IFN信号能够促进RIG-Ⅰ的表达。

在使用小鼠模型的临床前体内研究中，RIG-Ⅰ的缺失可保护小鼠在全身照射后继续存活。RIG-Ⅰ的耗竭使得源自人类肿瘤的细胞系具有放疗抵抗性。放疗后，非编码小RNA（small non-coding RNA，sncRNA）U1和U2从胞核转移至胞质，随后与RIG-Ⅰ结合，诱导生成IFN-β[72]。放疗诱导的sncRNA上调及上述分子转移到细胞

第十章

质中的过程可能存在潜在临床意义，有待进一步研究。IFN诱导长非编码RNALsm3b的表达，Lsm3b可与病毒RNA竞争RIG-Ⅰ结合[47]，进而调控RIG-Ⅰ信号传导。这种Ⅰ型IFN诱导的调节方式说明促炎反应的诱导及其负反馈机制即使不是同时发生，也是在短时间内连续发生的。

七、急性和慢性反应中的Ⅰ型干扰素

先天识别胞质DNA和RNA的最后一个常见通路是Ⅰ型IFN的激活。该细胞因子家族由IFN-α和IFN-β组成。几乎所有类型的细胞都可以产生IFN-β，是抗病毒防御的关键介质；而仅造血谱系的细胞能产生IFN-α，具有更特异的作用。Ⅰ型IFN诱导细胞内病毒防御，称为"抗病毒状态"，能通过MHC-Ⅰ分子将抗原呈递至T细胞和自然杀伤细胞，进而导致感染细胞死亡。Ⅰ型IFN还能够激活适应性免疫系统，从而产生针对非自身抗原的防御反应[46]。

Ⅰ型IFN可与跨膜干扰素α受体结合，并激活IFN调节因子家族的转录因子。随后，在该转录因子的下游，数百个ISG被诱导，这意味着抗病毒状态的激活[61, 80]，削弱了病毒基因组复制和感染其他细胞的能力。具体表现为病毒转录本被降解；mRNA翻译也被阻断；干扰素α受体信号传导使细胞对包括细胞凋亡、自然杀伤细胞和细胞毒性T细胞介导的杀伤在内的死亡方式更加敏感[84]。

在急性反应中，Ⅰ型IFN传输的信号为适应性T细胞介导的反应奠定了基础。然而，在慢性反应中，Ⅰ型干扰素可以抑制促炎细胞因子的分泌并促进IL-10的释放，抑制适应性免疫。它还能上调PD-L1，从而促进T细胞耗竭。在这些情况下，阻断Ⅰ型IFN信号或干扰素α受体的缺乏会导致PD-L1和IL-10的表达降低[46]。从进化的角度来看，慢性Ⅰ型干扰素信号的免疫抑制特性可以被理解为在感染无法清除时限制过度免疫病理学的一种手段。鉴于癌症代表了自身修饰的慢性威胁，因此这种情况下，Ⅰ型干扰素可同时具有免疫刺激和免疫抑制作用。

八、急性Ⅰ型干扰素在癌症中的免疫刺激作用

放疗和化疗都能够诱导Ⅰ型IFN，反之Ⅰ型IFN是肿瘤响应治疗并消退所必需的。在临床前试验中，干扰素α受体敲除小鼠体内的B16黑色素瘤在放疗后无法消退，腺病毒介导的IFN-β递送可改善这种现象[14]。干扰素α受体受体的条件性敲除也可以阻断放疗后树突状细胞介导的T细胞激活[23]，体现了Ⅰ型IFN对适应性免疫的重要性。曾有证据表明缺乏干扰素α受体的肿瘤细胞对蒽环类药物无反应[82]，因此该观察结果也适用于化疗。此外，蒽环类药物可诱导MX1（一种ISG）的表达，临床上已发现这种物质与乳腺癌患者对新辅助化疗的完全缓解相关[82]。

九、慢性Ⅰ型干扰素在癌症中的免疫抑制作用

在TME中，Ⅰ型IFN可以上调PD-L1[97]，该上调与炎症反应的定位相同[90]。除了PD-L1，一些其他的ISG也可发挥抑制作用。转移性黑色素瘤具有Ⅰ型IFN转录特征，并且当分析T细胞功能的负调控因子时，发现吲哚胺2,3-双加氧酶（indoleamine 2,3 dioxygenase，IDO）表达的升高与具有炎症特征的肿瘤亚群相关[83]。IDO是一种抑制色氨酸分解代谢的酶，其激活依赖STING，在炎症反应中发挥抑制作用[67]。IDO不仅可以控制炎症，还可以促进自身免疫耐受。IDO缺陷的小鼠存在自身免疫，对死亡细胞碎片缺乏耐受性[73]。

肿瘤细胞中的慢性Ⅰ型IFN信号能够通过诱导被称为干扰素相关DNA损伤抗性特征的基因集合产生放疗和化疗耐药性[94]。在暴露于基质细胞产生的外泌体的肿瘤中也观察到了这种基因特征，这些外泌体含有能够激活RIG-Ⅰ并诱导下游Ⅰ型IFN的非编码RNA。下游诱导的信号传导和转录激活因子1可与神经源性位点缺口同源蛋白3信号通路协作，最终增强治疗耐药性[11]。

先天性免疫系统作用十分强大，需自我调节以确保其不会在宿主中引起致命的免疫病理。这

些保护宿主免受自身免疫的调控机制在癌症中也发挥作用，使TME倾向于免疫抑制（图10-2，文后彩插图10-2）。与免疫系统的众多组分类似，Ⅰ型IFN通路的长期激活会触发其自身的抑制。近期相关研究表明，这种信号通路的急性触发对于激活适应性免疫系统十分重要。而Ⅰ型IFN通路在其慢性炎症中的调节作用表明，在肿瘤环境中长时间刺激该通路可能难以产生预期的效果。

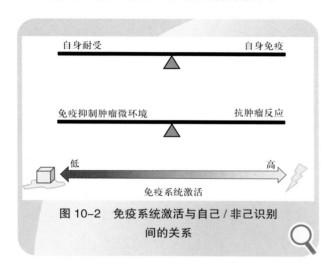

图 10-2　免疫系统激活与自己 / 非己识别间的关系

第四节　放疗与适应性免疫系统

一、适应性免疫系统的启动

B细胞和T细胞是适应性免疫的关键细胞，与先天免疫存在不同的特征。适应性免疫虽发展缓慢，但对非自身抗原具有高度特异性。病原体被清除后，产生的免疫记忆会在宿主第二次暴露于同一物质时起到保护作用。适应性免疫特征的全面讨论超出了本章的范围，本章将特别关注其与先天性免疫系统和T细胞组库建立的相互作用。

细胞毒性（CD8[+]）T细胞具有潜在破坏能力，因此需要多种信号才能激活：①T细胞受体（T cell receptor，TCR）传递的信号；②细胞间直接接触时共刺激受体的参与；③固有促炎信号的存在。辅助性（CD4[+]）T细胞和树突状细胞共同作用可产生效应性CD8[+]T细胞群，进而杀伤感染细胞[74]。CD4[+]T细胞和CD8[+]T细胞能与相同的树突状细胞相互作用，这些树突状细胞提呈其相应的同源抗原[26, 41]。CD4[+]T细胞的存在有助于提高CD8[+]效应T细胞的作用，包括抑制性受体下调

及其浸润至外周组织的能力[2]。

二、交叉提呈在抗肿瘤反应中的重要性

肿瘤环境中的CD8[+]T细胞反应依赖一种被称为交叉提呈的现象。交叉提呈是指专职性抗原提呈细胞（尤其是树突状细胞）处理和呈递细胞外抗原以激活CD8[+]T细胞的过程[48]，使CD8[+]T细胞对未表达在提呈细胞上的抗原产生反应，这在癌症中十分重要。为完成该过程，树突状细胞必须在激活信号的刺激下捕获外来抗原。部分特定的树突状细胞亚群专门参与此交叉激活。经典树突状细胞表达碱性亮氨酸拉链ATF样转录因子3，是有效的交叉提呈细胞[87]。浆细胞样树突状细胞具有交叉提呈和产生Ⅰ型IFN的特殊能力。

Ⅰ型IFN可刺激病毒感染和肿瘤中的交叉激活[54]，而cGAS/STING通路是这种先天信号的关键来源。在放疗引起DNA损伤的情况下，树突状细胞中的cGAS/STING通路是CD8[+]T细胞交叉激活所必需的[23]。在临床前小鼠模型中，有效的检查点抑制需要cGAS的存在，而cGAMP显著增强了T细胞针对肿瘤相关抗原的交叉提呈[92]。使用cGAMP或STING激动剂治疗可增强免疫力并促进CD8[+]T细胞介导的肿瘤消退[19]。这些研究体现了先天免疫信号与适应性反应启动之间的重要联系。

在缺乏先天信号的情况下，交叉提呈会导致交叉耐受。该过程对维持自身耐受和避免自身免疫至关重要。正如活化的树突状细胞后续可激活T细胞，失活的树突状细胞的交叉提呈会导致T细胞缺失或耐受[64]。在癌症中，未成熟的树突状细胞存在于TME内，并且在缺乏先天免疫的情况下发生的任何交叉激活都可能有助于癌症的整体免疫抑制。

三、放疗和免疫记忆

尽管已有几项临床前研究阐述了CD8[+]T细胞对肿瘤排斥和全身反应的重要性，但迄今为止很少有研究明确持续记忆性CD8[+]T细胞群体的产生。最近在小鼠模型中进行的一项研究将放疗与肿瘤内CD40相结合，通过加大肿瘤剂量再次刺激小鼠，以评估免疫记忆的形成。研究结果显示，

所有小鼠均以T细胞依赖的方式免受再激发[98]。记忆T细胞可能在肿瘤免疫监视中发挥作用；它们对抗原暴露的快速响应速率和高水平细胞毒性细胞因子使其具备控制肿瘤生长的潜力[9]，但它们在放疗中的具体作用尚待进一步研究明确。

四、肿瘤微环境中的T细胞耗竭

TME本质上是抗原刺激的持续来源，有助于免疫耐受的发展。随着肿瘤细胞的增殖，自然选择有利于那些能够逃避免疫检测的细胞的存活。这些细胞可以改变其局部环境并进一步促进免疫抑制[3]。产生和维持有效反应的另一个阻碍是肿瘤抗原和自身之间具有相似性；与非己相比，将肿瘤抗原形容为自身修饰更为恰当。此外，如前所述，存在强大且进化上保守的机制可防止抗自我反应（anti-self responses）。即使抗原被成功识别为非己抗原，除非它迅速被清除，否则其慢性暴露将导致下游免疫抑制。

当持续暴露于抗原时，会发生T细胞耗竭，其特征是效应功能和记忆能力的丧失[95]，并导致大量抑制性受体的上调。与临床最相关的两个受体是PD-1和CTLA-4，这些路径传导的信号会抑制活跃的效应T细胞反应。肿瘤细胞上PD-L1的上调是免疫逃避的重要机制[49]。靶向CTLA-4和PD-1/PD-L1的单克隆抗体已被批准用于包括非小细胞肺癌在内的多种癌症的治疗。

临床上，检查点抑制是非小细胞肺癌最重要和最有前景的免疫治疗措施之一。多项随机对照试验证明，联合使用检查点抑制剂与化疗和放疗可以延长患者的OS[12-13、60]。PACIFIC试验表明，在接受放化疗的局部晚期非小细胞肺癌患者中加用度伐利尤单抗（一种抗PD-L1抗体）可显著改善PFS[4]。

五、检查点抑制和放疗

除逆转T细胞耗竭的作用外，检查点抑制还有助于形成T细胞活化所需的环境以激活对新释放抗原的初始反应。由于放疗能够通过细胞死亡释放抗原并激活先天性免疫系统，因此利用放疗和检查点抑制之间的协同作用是可行的。正如本章前半部分所讨论的，利用远隔效应改善非小细胞肺癌治疗效果是十分有价值的新策略。

临床前研究发现检查点抑制能改善放疗相关的免疫反应。肿瘤抗原再刺激时，放疗联合抗CTLA-4免疫治疗可刺激CD8+T细胞产生肿瘤特异性的IFN-γ[24]。此外，在小鼠肺癌模型中，放疗能克服检查点抑制的耐药性。抗PD-1治疗耐药肿瘤接受放疗后可引起 I 型IFN的分泌，检查点抑制相关治疗效应得以恢复[93]。

放疗发挥作用是通过逆转T细胞耗竭还是免疫激活的问题尚不明晰。近期一项临床前研究在免疫抑制小鼠中植入肿瘤，阻止初始抗肿瘤反应的形成。接受抗CTLA-4和放疗治疗后小鼠肿瘤未显示消退，说明肿瘤消退需要初始反应的参与。同时还表明，在免疫抑制的条件下，放疗和抗CTLA-4联合治疗不能有效触发新反应[18]。目前，检查点抑制剂已被批准为一线用药，在宿主免疫系统被细胞毒性化疗深度抑制之前，针对放疗的全身免疫反应可能更易被激发。

第五节 免疫检查点抑制时代实现放疗临床效用最大化的新策略

一、合理的治疗方案

目前，尚无足够的证据推荐检查点抑制联合放疗剂量与分割的具体方案。该治疗的最终目标是患者联用免疫治疗和放疗后产生机体全身或远隔反应，但仍有许多涉及靶点、时机、剂量和分割等因素的问题需要解决以优化此策略。当考虑放疗诱导的DNA损伤与免疫系统之间的潜在相互作用时，需平衡诱导抗肿瘤反应和诱导耐受性二者间的关系。

二、靶点的选择

机体内的所有部位在免疫学上并非等效，一些部位（如大脑、睾丸、眼睛和胎盘）受到解剖屏障的保护，难以实现炎症浸润。但也存在能够控制这些部位中炎症的细胞和代谢机制，这些机制独立于解剖屏障[65]。考虑到这些问题时，免疫赦免的位置扩大到包括毛囊、结肠和骨髓等其他器官[30]。关于远隔效应的临床文献报道倾向于内脏器官而非骨骼[50]。尽管尚未以系统且前瞻的方式解析不同解剖部位强弱不一的免疫原性，但这提示免疫赦免部位的放疗可能难以诱导有效的免疫反应。

选择性淋巴结区域照射（elective nodal irradiation，ENI）的成本/效益分析也是考虑因素之一。这种方法具有通过放疗解决引流淋巴结微小病变的潜力，应用于多种肿瘤。然而，淋巴结辐射可能增强免疫抑制，导致适应性反应受损。在转移性疾病中，当治疗目的是引起远隔效应时，靶向或避开引流淋巴结的效用尚不清楚，有待进一步临床前和临床研究。

三、时机

放疗和免疫治疗联合时应同步还是序贯使用未取得共识。而在序贯免疫治疗的情况下，放疗干预的先后顺序也未明确。原理上，放疗和免疫疗法的结合可作为激活事件或免疫增强工具。

放疗诱导的细胞死亡后会释放肿瘤抗原，因此在检查点抑制之前或同时给予放疗可能有助于激活更有效的免疫反应。目前还没有专门针对放疗与免疫治疗的最佳治疗顺序的前瞻性研究，但是Keynote-001和PACIFIC试验提供了相关的间接证据。Keynote-001试验的二次分析显示，既往接受过放疗的患者在接受帕博利珠单抗治疗后OS有所改善[81]。同样地，PACIFIC试验也在患者接受免疫治疗前给予放疗，并显示出总生存获益[4]。

在给予检查点抑制后使用放疗也是一种潜在的可行策略。有病例报道显示，在检查点抑制后给予放疗产生了远隔效应[71]。尽管目前尚无前瞻性研究明确证实这种策略，但由于手术也会引起肿瘤抗原的释放，因此手术相关文献可提供潜在的相同理论。在转移性乳腺癌小鼠模型中，与同时给予免疫治疗相比，在手术切除前进行检查点抑制干预可提高生存率[57]。

四、剂量与分割

免疫反应存在细微差别且易受体内环境影响，因此不同的放疗剂量和分割下的免疫反应也是不同的，众多临床前研究结果比较了其间差异。离体实验和永生化细胞系中的相关研究显示

出差异化的免疫反应，但这些反应在临床环境中的适用性尚不清楚。在考虑免疫治疗联合放疗引起的全身反应时，在缺乏前瞻性临床试验的情况下，本节中提及的体内研究可能是最有价值的指标。

病例报告描述了不同剂量和分割策略下的远隔效应。一篇研究纳入了1969~2014年发表的相关文献中的47例患者，其中位总剂量为31 Gy，中位每次分割剂量为3 Gy。剂量范围为0.45~60.75 Gy[1]。近年的报道常将大分割放疗方案与检查点抑制相结合，包括9.5 Gy×3次[71]、17 Gy×3次[40]及6 Gy×5次[35]。在远隔效应小鼠模型中，大分割方案普遍趋同，这在一定程度上能够反映临床条件下的观察结果。多项研究中引起全身反应的放疗方案包括24 Gy分3次[24]、30 Gy分5次[24]、15 Gy分2次[78]和单次12 Gy[22]。

大分割方案的趋同反映出对免疫原性细胞死亡方式重要性的理解发生了概念转变。细胞死亡形式从耐受性的细胞凋亡变化至免疫原性的坏死，放疗的消融剂量更易引起后者，但尚无相关直接评估证据。由于体内可视化和坏死的评估十分困难，因此难以解析细胞死亡的途径。更复杂的是，受免疫系统获得的抗原的质量和数量影响，细胞死亡的形式是在一定范围内发生变化的[17]，而前述细胞死亡的两种方式，即免疫原性与耐受性，不能完全反映真实情况。

第六节　结论

使用免疫治疗和放疗的临床结果体现了这两种方式联用的可能性。免疫系统的全身性质十分强大，局部的激活或召回反应可转化为整个生物体的反应。在临床肿瘤学中，将TME的免疫平衡从免疫抑制转向免疫激活的策略是目前众多临床试验的基础[69]。除了阻断CTLA-4通路或PD-1通路的检查点抑制剂，其他免疫检查点相关药物也在研发中。随着策略演变，先天和适应性免疫都被纳入研究。这些疗法与放疗的联用仍然存在许多问题，具体解决方法取决于宿主状态和免疫反应产生的背景。

放疗和免疫治疗的最佳顺序尚不清楚。诱导

促炎细胞死亡的放疗最佳剂量和分割策略尚未确定，并且不同放疗靶点诱导强烈免疫反应的可能性不一。设计上述治疗策略时，很容易忽视细胞死亡形式是在从耐受性到免疫原性的范围内变化的，并且免疫系统经过校正可以攻击非己，同时保护宿主。众多基因通路相互交叉决定生物体对给定的抗原刺激做出强/弱反应的倾向，这些通路会受到癌症治疗的干扰，手术、化疗、放疗和免疫治疗都会影响最终结果。

本章主旨是慢性免疫激活可利用负反馈机制来调节免疫反应的范围和破坏性。该原理在进化上保守，可以限制自我杀伤，在先天和适应性免疫系统中均适用。免疫系统如同恒温器，在环境刺激下产生适当的免疫激活或免疫抑制调节机体稳态。为了产生有效的抗肿瘤反应，必须考虑到系统的自我校正性质并且干扰调定点，或能在足够长的时间内保持免疫激活状态以根除肿瘤，同时避免严重的自身损伤。由于机体免疫基础状态会因时间和治疗的不同发生变化，因此需制订个性化的放疗联合免疫治疗方案，以调动机体防御系统用于攻击自身修饰。

（梁书凡 译）

参考文献

扫码查看

第十一章

终极精准：靶向癌症而非正常自我复制

Vamsidhar Velcheti，David Schrump，Yogen Saunthararajah

【摘要】

自我复制是驱动所有生物进化的引擎，包括肿瘤进化。肿瘤治疗的一个关键挑战是靶向恶性肿瘤的核心，同时保留健康和生命所必需的正常自我复制。自我复制可被简单的解释为复制的激活，这是最古老的细胞程序之一，与谱系分化的激活解耦联，在后生动物进化过程中较晚出现。这种解耦联既可以是生理性的，如正常组织干细胞；也可以是病理性的，如癌症。肿瘤演化选择将复制与定向分化分离，其中定向祖细胞的内在复制速率最高，数小时可完成分裂，而正常组织干细胞则需要数周。前者通过主要转录因子的功能部分丧失来激活终末分化程序（如 GATA4）或者用于此目的的共激活因子（如 ARID1A）。这些功能缺失突变使主要转录因子回路偏向于抑制末端分化基因，而不是激活终末分化基因的共抑制因子（如 DNMT1）。用药物抑制共抑制因子可以重新平衡共激活因子功能，激活谱系分化的基因，这些基因主要拮抗 MYC（复制的主要转录因子协调者），从而终止恶性自我复制。生理性的自我复制仍然持续进行，因为组织干细胞中的主要转录因子激活的是干细胞，而不是终末分化程序。因此，可药物干预的共抑制因子是癌细胞自我复制和其主要转录因子组成所决定的终末分化命运之间的屏障。这种自我复制是癌症发生的最终共同途径，与正常情况分离且独立，为临床实践提供了良好的治疗指标。

关键词：肺癌；表观遗传学；治疗

第一节 引言

繁殖/自我复制推动所有生物进化，包括肿瘤演进。为此，数十亿美元的公共和私人投入都集中在探讨和追踪作为恶性肿瘤核心的癌症自我复制[1]。然而，为了进行有意义的临床转化，必须同时保留对于健康自然寿命至关重要的正常组织干细胞的自我复制功能。因此，这项探索可以被定义为寻找恶性和正常自我复制之间的差异以用于治疗。尽管药物开发和临床评估滞后，幸运的是已经发现了一些差异。

第二节 复制与谱系分化紧密相连

细胞复制是由各种形式和数量的细胞成分进行协调复制和分配的复杂过程，由古老的转录因子MYC协调了数千年[2-3]。也就是说，MYC是一个主要转录因子——在细胞里表达的约100种转录因子中，只有少数是主要转录因子，它们相互配合，有力地调控其他转录因子和数百至数千个基因的表达，从而控制细胞的命运和功能，其显著能力包括将一个谱系的细胞转化为另一个谱系的细胞[6-7, 46-48]，或将细胞逆转到一个谱系中本体发育的早期阶段[4]，甚至转化为胚胎干细胞[5]。尽管MYC是一个典型的主要转录因子，但它仍然受其他主要转录因子的制约。这些主要转录因子激活的程序代表了后生动物（多细胞）的生理机能：由p53及其关键辅助因子p16/CDKN2A激活的细胞凋亡（细胞自杀），以及由各种主要转录因子组合激活的谱系分化程序（细胞特化）。细胞凋亡主要通过抑制MYC，从而暂时或永久地阻止细胞复制。然而，在细胞沿谱系分化轴的不同进展阶段，谱系分化程序对MYC的调控方式也大不相同（图11-1）。

一、组织干细胞

组织干细胞是组织稳态的基础，是正常成年人生理机能中固有的具有自我复制和多重潜能的细胞。然而，已有文献报道，造血干细胞的自我复制速度受到严重限制，MYC的上调是有限的，细胞分裂的间隔延长至数周或数月，整体增殖

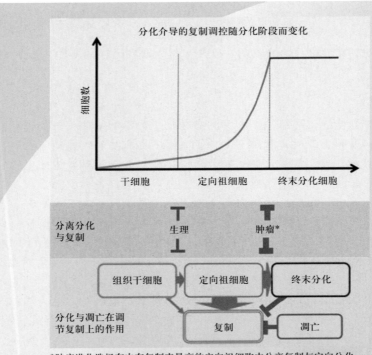

图11-1 分化对复制起主要调节作用，调节方式根据细胞沿谱系分化轴的进展阶段不同。肿瘤进化选择在内在复制率最高的定向祖细胞中分离复制与定向分化。细胞凋亡也对复制起主要调节作用

动力学是静止或线性的[6-8]（见参考文献[9]）。事实上，主转录因子HLF在产生造血干细胞的同时，对HLF进行静默敲除，既增加了复制，又促进了定向分化，最终消除了造血干细胞库。其他组织中激活干细胞程序的转录因子也被证明可以同时抑制复制：肠道干细胞的SOX9[11]，肌肉干细胞的免疫球蛋白kappa J区重组信号结合蛋白（recombination signal binding protein for immunoglobulin kappa J region，RBRJ）[12-13]，神经干细胞的Notch[14]，以及毛囊干细胞的LIM同源框1（LIM homeobox 1，LHX1）[15]。

为什么干细胞程序会伴随着复制受限？如果干细胞要在整个生物体的生命周期内补充组织，它们必须保持其基因组的完整性。尽管休眠不能完全保护基因组，但复制会带来额外的风险，包括DNA聚合酶的错误、伸展链的断裂以及修复此类损伤的错误[16]。修复能力的遗传缺陷凸显了复制错误对生理机能的现实和危险：DNA双链断裂是一种复制错误，估计每个细胞周期约有10次DNA双链断裂[17]。毛细血管扩张性共济失调突变（ataxia telangiectasia mutated，ATM）参与DNA双链断裂修复，这种在毛细血管扩张性共济失调综合征的生殖细胞系中发生的基因突变，会导致皮肤、骨骼、小肠、血液和CNS的过早衰老表型，并增加癌症风险[18-20]。同样，可修复DNA双链断裂的范可尼贫血基因的胚系突变也会导致骨髓衰竭、发育异常和较高的癌症风险。

如果不是在组织干细胞中，那么承受每天超过1000亿个细胞复制所需的熵和损耗的部位在哪里？

二、谱系定向祖细胞

定向分化为特定谱系的组织干细胞的后代（谱系定向祖细胞，转运扩增细胞）激活并稳定MYC到高水平，导致细胞分裂之间的时间缩短，通常只有几小时，并呈现出指数级的生长动力学[21-25]。这个过程已经在髓样细胞分化中得到了证实。驱动粒细胞谱系的主要转录因子，如PU.1、CEBPA和RUNX1，会定位到MYC的增强子上[26]，与MYC在促进细胞增殖的基因上共同活化[27]。这种协同导致细胞复制速度快，但由于最终激活的终末分化程序会拮抗MYC并迫使细胞退出细胞周期，因此复制数量受限（图11-1）。

三、终末分化细胞

这些细胞不会主动分裂，而是集中于执行整个多细胞聚集体所需的特殊功能。

第三节　从谱系进展中分离复制

肿瘤发生必然会将复制与定向分化解耦联，否则最终将终止复制。因此，Hansemann在1890年第一次对癌症进行组织学检查时，谈到了"间变"（失去分化）和"去分化"[36]。如今，临床病理学家通常使用分化是否失败来区分恶性肿瘤和良性肿瘤，如腺癌和腺瘤，以及更多的低侵袭性的转化，如急性髓系白血病（acute myelogenous leukemia，AML）和骨髓增生异常综合征。即使在光镜下不明显，基因表达分析也能明显显示出去分化。例如，1级肝细胞癌（hepatocellular carcinomas，HCC），虽然在光学显微镜下是分化良好，但相对于正常肝细胞，显示了大量肝细胞上皮分化基因的抑制[37]。

从正向分化中脱离并自我复制的致癌作用，发生在谱系分化的哪个阶段，以及如何发生的呢？

一、组织干细胞功能获得（癌症"干细胞"模型）[38]

由于正常组织干细胞能够在没有正向分化的情况下进行复制，因此，功能获得事件可能会上调复制而不触发正向分化，例如稳定MYC的RAS突变或MYC拷贝数增加[39, 40]。需要注意的是，功能获得性突变需要起源于干细胞区室，而AML中的RAS突变并非如此，因为它们仅在下游谱系定向祖细胞中检出，而不在造血干细胞中检出[41-43]。此外，该模型假设高级别MYC上调并不促进正向分化，但在实验中，MYC导入表皮或造血干细胞分别促进了向表皮/皮脂腺和髓系的分化[21, 25, 44]。

对于含有MLL驱干突变基因的白血病融合蛋白，研究者提出了该模型的一个变体，即与组织干细胞连锁的关键基因（如HOXA9）在谱系祖细胞中被异常激活，从而使干细胞样的复制从正向分化中分离[45]。然而，研究发现包括*HOXA9*在内的关键*HOX*基因主要受谱系分化激活主要转录因子的调控，反之亦然（*HOXA9*不调控主要转录因子，但受主要转录因子的调控）。

二、谱系定向祖细胞中的功能缺失（癌症起始细胞模型）

功能缺失的改变，例如谱系主要转录因子激活终末分化所需的共激活因子缺失，可能导致复制出现而无正向分化（自我复制）（见图11-1）[46-47]。无论如何，致使自我复制的"有罪基因"改变可能起源于谱系确定的祖细胞之前的细胞，例如组织干细胞或生殖细胞，后述将在"起源细胞与转化细胞"中讨论。

第四节　协调不同模型的重要性

概念框架可以深刻地影响假设的选择。例如，当应用于强致癌性*MLL*融合蛋白时，功能获得模型强调了它们与共激活因子（如DOT1L）的相互作用，即通过激活干细胞基因（如*HOXA9*）可能使复制与正向分化分离[45]，因此应抑制

DOT1L[48]。功能缺失模型寻找*MLL*白血病融合蛋白通过缺失*MLL* SET结构域（SET结构域产生表观遗传学激活标志H3K4me3）抑制终末分化的方式（图11-2），并试图阻止这种异常抑制，例如通过抑制DNA甲基转移酶1（DNA methyltransferase 1，DNMT1）[49-50]。因此，从相同的经验观察出发，不同的模型驱动药物针对完全不同的分子靶点和目标：抑制共激活因子来"关闭"基因，而抑制共抑制因子"打开"基因。

第五节　起源细胞与转化细胞

为了协调或在这些模型之间做出选择，对起源细胞，即原发突变发生的细胞（多次致癌突变中的"第一次打击"）的检测并不能直接给出答案。生殖细胞系中的*RUNX1*失活突变是家族性AML最常见的原因。然而，在谱系定向的髓系祖细胞中，体外和体内实验都显示通过破坏PU.1/RUNX1主要转录因子回路（通常激活终末粒单核细胞谱系命运），细胞扩增和转化的功能从生殖系起源细胞中移除[50-54]。另一个说明性的例子是频发的AML突变*DNMT3A*-R882H，在患者骨髓

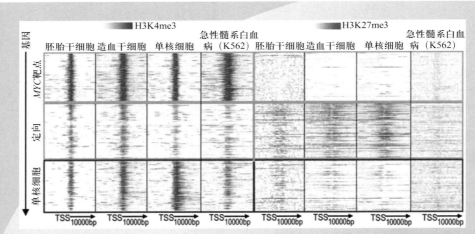

图11-2　获得H3K4me3表观遗传激活（"开启"）标志是单核细胞终末分化基因所需要的，尤其是在单核细胞发育过程中，复制基因在胚胎干细胞最早的组织前体细胞中开始"开启"，而定型基因在单核细胞个体发育过程中获得H3K27me3抑制（"关闭"）标志。值得注意的是，具有强致白血病作用的MLL白血病融合蛋白总是会失去产生H3K4me3"开启"标记的SET结构域。比较标记选择（morpheus，broad）通过分析造血干细胞、共同髓系祖细胞、粒细胞-单核细胞祖细胞、单核细胞集落形成单位和GSE24759中的单核细胞的基因表达，确定了约200个髓系分化基因和约300个终末单核细胞分化基因。已有研究在一个独立的正常造血基因表达数据库中验证了这些基因集，包括ChIP-Seq值的基因列表[74]和GEO数据库编号。也有研究使用ChIP-Seq鉴定*MYC*靶基因[61]。每行是ESC、造血干细胞和CD14⁺单核细胞中以转录起始位点（transcription start sites，TSS）为中心的基因

造血干细胞中检测到[41-43]。尽管存在相应突变，这些细胞在移植到免疫功能低下的小鼠体内后仍能产生正常的多系造血功能[41-43]。另外，来自同一患者骨髓的谱系祖细胞，其中包含DNMT3A突变，还额外获得了NPM1和FLT3突变（人类AML中最频发的突变），并产生白血病性造血，其中细胞进行复制而不定向分化[41-43]。正如从这些观察结果预期的那样，AML患者的骨髓由拟表型粒细胞-单核细胞祖细胞替代[55]。同样，生殖系Dnmt3a单倍不足和Dnmt3a造血条件性敲除小鼠（Mx1-CRE与Dnmt3afl/fl杂交）显示，骨髓和脾脏被谱系定向髓系祖细胞（如粒细胞-单核细胞祖细胞）替代，而造血干细胞和成熟细胞的数量则减少[56-57]。简而言之，既往AML研究表明[38]，恶性转化，即自我复制失控，发生在谱系定向祖细胞中，而不是起源于突变的生殖系和突变的"起源"干细胞。

第六节　癌细胞的主要转录因子改变

与正常组织相比，相同组织学类型的癌症尽管在基因组改变方面存在巨大差异，但始终有数百个基因被类似地抑制或上调[37, 50, 58-60]。在被抑制的基因中，终末分化基因一直具有高度的表达[37, 50, 58-59]，而在上调的基因中，复制基因通常高表达（MYC靶基因）[60-61]。这种广泛而一致的程序性变化提示，调节这数百个基因表达的主要转录因子回路的功能发生了改变。癌症中这些主要转录因子及其关键辅因子的表达和基因改变的模式是什么呢？

一、自我复制的癌细胞表达的主要转录因子

只要培养基和条件满足基本的代谢需要，癌细胞系可以在体外的塑料实验瓶和培养皿中无限自我复制。在代表人类不同癌症组织学的癌细胞系中，主要转录因子MYC或其副同源物MYCN持续高表达[60]。同样高表达的还有已知驱动组织谱系分化的主要转录因子[60]。主要转录因子在原发性癌组织的表达与正常终末分化组织中的表达相似（图11-3）[60]。因此，恶性黑色素瘤细胞表达高水平的黑色素细胞分化驱动因子MITF和SOX10[62-63]，横纹肌肉瘤表达高水平的肌肉特异性转录因子

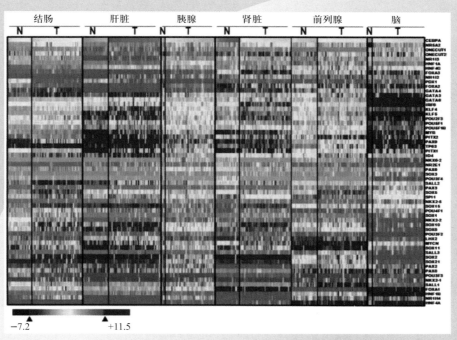

图11-3　癌症中高表达的主要转录因子与相应正常分化谱系中的因子相同。TCGA泛癌RNA测序，N=正常组织，T=肿瘤组织，每种癌症随机选择50例患者，最多25例正常组织（共412例）

MYOD[64]，肾透明细胞癌表达很高水平的肾上皮命运驱动转录因子PAX2和PAX8，肝癌表达很高水平的肝细胞命运转录因子FOXA1，FOXA3并在一定程度上表达GATA4。AML细胞，包括能够克服物种间障碍在免疫缺陷小鼠中引发白血病的AML细胞（称为白血病"干细胞"或白血病起始细胞），其PU.1、CEBPA和RUNX1的表达水平与正常终末分化粒细胞和单核细胞中观察到的水平相似甚至更高，而造血干细胞主要转录因子的表达水平非常低[38, 47]。值得强调的是，这种表达并不是偶然现象，通过RNA干扰抑制谱系分化驱动的主要转录因子表达是致死的，因为癌细胞的谱系分化依赖于谱系主要转录因子。

二、癌细胞的主要转录因子改变

通过基因表达分析，这些谱系主要转录因子的数百个靶终末分化基因被抑制，而不是被激活[60]（见参考文献[47]），这表明至少部分功能丧失。对应地，两个主要的转录因子GATA4和GATA3，在产生多种组织细胞的过程中是必不可少的，在约50%的癌症中单倍剂量不足。RUNX1、CEBPA、RARA、IKZF1、EBF1和PAX5是多个造血谱系所必需的转录因子，它们在造血系统恶性肿瘤中频繁地突变、缺失或易位（见参考文献[38, 73]），或错位进入细胞质[74]。然而，值得强调的是，癌细胞中必然只有部分功能丧失，因为分化是所有细胞存在的连续过程。表达谱系主要转录因子回路中等位基因的抑制或失活与癌细胞的存在是不兼容的，在血液肿瘤[51, 65-70, 75-77]和实体肿瘤[37, 71-72]中都有类似现象（图11-4，文后彩插图11-4）。

在约80%的癌症中，这种分化回路功能的部

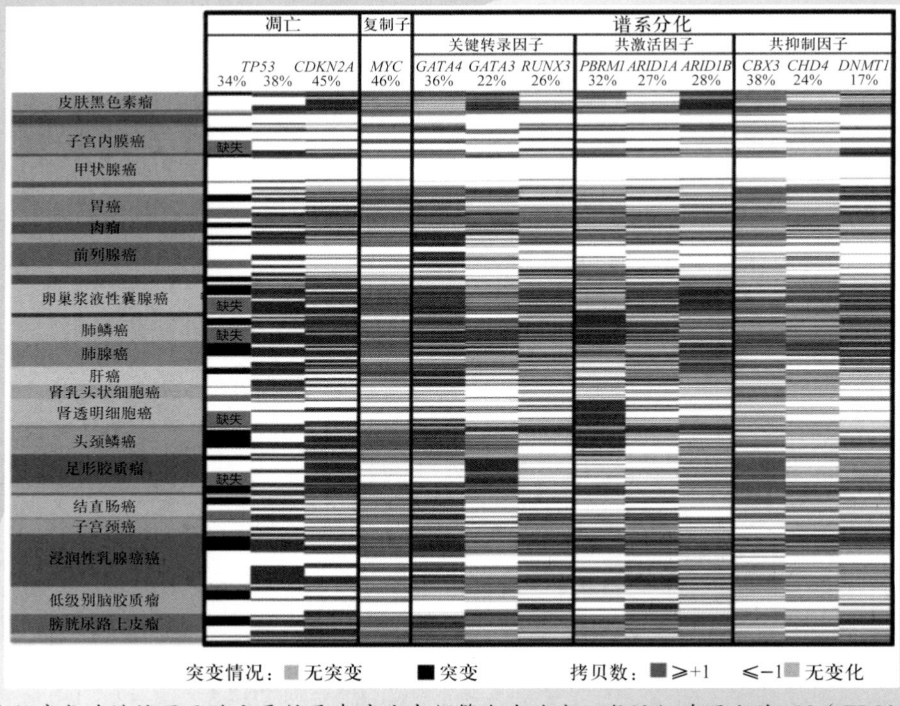

激活主要细胞程序或关键辅因子的主要转录在癌症中频繁发生改变；激活细胞凋亡的p53（TP53）和它的辅因子p16（CDKN2A）通常是双等位基因失活的；协调复制的MYC常被扩增；具有"先锋"功能的谱系主要转录因子（能够进入封闭的染色质以启动随后激活所需的重塑）或它们用于此目的的关键共激活因子经常因缺失或突变而失活，而它们招募的辅抑制因子经常被扩增。细胞凋亡和细胞增殖是由相同的主要转录因子（分别是p53和MYC）激活的，而谱系分化有不同的主要转录因子/首选辅激活因子。百分比是MYC和核心代表基因的突变或缺失（拷贝数≤-1）或获得（拷贝数≥+1）的频率（TCGA泛癌n=10 845，数据来自Xena browser）。

图 11-4　激活主要细胞程序或关键辅因子的主要转录因子

分丧失与调控细胞凋亡的*TP53*或*p16/CDKN2A*双等位基因失活形成鲜明对比。与终末分化的共同之处是，细胞凋亡主要抑制*MYC*协调的复制，这需要p53系统失活，尽管*MYC*可以通过拷贝数增加、*RAS*突变、PI3K/AKT通路改变等同时来扩增和稳定。

三、终末分化基因激活的表观遗传改变

为什么谱系主要转录因子回路中功能的部分丧失抑制终末分化，但保留定向分化和复制基因的激活？以单核细胞的发生为例，复制基因（*MYC*靶基因）在最早的组织前体、胚胎干细胞到造血干细胞中已经处于"准备就绪"或"开启"状态，即DNA CpG低甲基化和H3K4me3富集。虽然髓系定向基因在开始的时候并没有倾向于激活状态，但有趣的是，在单核细胞发生过程中，获得H3K27me3抑制（"关闭"）标记，而不是激活标记。相比之下，单核细胞终末分化基因在发生过程中会经历大规模的染色质重塑，失去CpG甲基化标记，增加H3K4me3标记，比如AML的特征是这种重塑失败（见图11-2）[37, 47]。因此，终末分化基因特别容易失去染色质重塑功能[37, 50]。

四、激活终末分化所需的共激活物的基因组改变

一些谱系主要转录因子已被证明是"先锋"：它们进入靠近次要转录因子的染色质，例如，在末端分化基因处（见图11-2），并启动基础转录因子机制所需的重塑[78]。重塑由转录因子（如SWI/SNF蛋白）招募的共激活因子执行，利用ATP水解的能量将阻塞性核小体移离转录起始位点[79]。在超过60%的癌症中，这些共激活因子因缺失和（或）突变而失活。谱系主要转录因子使用的辅激活因子是特殊的[80-81]，不同的*SWI/SNF*辅激活因子在不同的癌症中均是失活的[82]（见图11-4）。例如，*PBRM1*共激活肾上皮分化程序的*PAX2/PAX8*主要转录因子回路，并且*PBRM1*在透明细胞肾细胞癌中普遍存在至少单倍不足的情况，其中约40%的病例存

在双等位基因失活。*ARID1A*可协同激活促进肝细胞上皮分化的*GATA4/FOXA1*主要转录因子核心成分，并且*ARID1A*在约40%的HCC中缺失或突变（失活突变）[37]。经常失活的共激活因子包括调节因子、剪接因子、粘连因子和三胸（trithorax）因子（图11-5，文后彩插图11-5）[53]。

共激活因子也可以间接失活，例如，胶质瘤和AML中异柠檬酸脱氢酶的功能获得突变产生致癌物［（R）2-羟基戊二酸］，其通过辅因子α-酮戊二酸抑制共激活因子*TET2*、*KDM4A*和*KDM4C*[83]。而属于CEBP家族的主要转录因子的磷酸化，由被致癌突变持续激活的RAS和FLT3通路介导，降低共激活因子的募集，并抑制目标分化基因[84-85]。

五、机制

突变起源的组织部位及其发生的顺序，在白血病发生已经有了详细的报道。目前的观点是，组织干细胞对肿瘤进化至关重要，因为它们的自我复制的特性赋予了随机、多重打击肿瘤进化所必需的寿命长、细胞分裂总数高和子代数量多（通过定向的子代细胞）。尽管如此，这些细胞仍然只是白血病前期转化是指初始突变传递给谱系定向的子代细胞，表现为：①癌症细胞的主要转录因子表达；②正常组织对应的程序持续抑制和上调；③明显具有自我复制能力的细胞表面和基因表达表型；④积累的细胞的表面和基因表达表型；⑤谱系主要转录因子及其关键共激活因子的失活突变和（或）单倍体不足；⑥出现谱系定向祖细胞中关键转化基因突变（如*RAS*，*NPM1*，*FLT3*突变）；⑦终末分化而非定向基因激活的表观遗传改变[38, 47]。由于内在的复制率自然地倾向于谱系祖细胞而不是组织干细胞，因此即使是微小的优势也会被极大地放大[86]。由此推论，干细胞需要积累巨大优势，才能与通常具有最大复制能力的谱系祖细胞竞争[86]。类似于，定向祖细胞已经在高速公路上疾驰，只需要刹车失灵，而组织干细胞则关闭引擎静静地待在车库里。

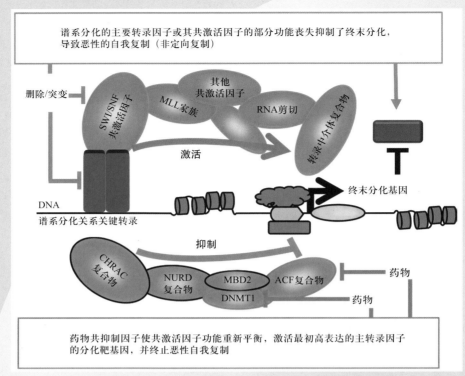

谱系分化的主要转录因子或其共激活因子的部分功能丧失抑制了终末分化，导致恶性的自我复制（非定向复制）

药物共抑制因子使共激活因子功能重新平衡，激活最初高表达的主转录因子的分化靶基因，并终止恶性自我复制

癌症的一个明显特点是谱系主要转录因子的高表达，但令人费解的是，这些转录因子的终末分化目标基因一直被抑制而不是激活。转录因子通过共激活因子和共抑制因子的动态交换来整合信号输入，其中共激活因子产生促进基因激活的染色质修饰，而共抑制因子则执行相反的功能。一个常见的致癌最终通路是谱系主要转录因子中心的共激活因子/共抑制因子的化学计量倾向共抑制因子转移而不是共激活因子。致癌基因诱导的共抑制因子/共激活因子失衡可以通过药物来纠正。MLL：混合谱系白血病；SWI/SNF：开关/蔗糖-非发酵；CHRAC：染色质可及性复合物；NURD：核小体重塑与去乙酰化酶；MBD2：甲基-CpG结合域蛋白2；DNMT1：DNA甲基转移酶1；ACF：ATP依赖性染色质组装和重塑因子。

图 11-5 肿瘤遗传诱导的共抑制因子 / 共激活因子失衡

第七节 靶向癌症而不影响正常自我复制

癌细胞在整体主要转录因子的作用下注定要进行终末分化，而它们依赖特定的共抑制因子来阻止这一过程，并产生恶性的自我复制。抑制这些共抑制因子可将复制与定向分化联系起来，激活终末分化程序，并终止恶性自我复制[29, 49-50, 52-53, 58, 87-88]（见图11-5）。由于MYC服从于终末分化，即使MYC被其他癌症典型的基因改变（包括RAS突变和MYC扩增）稳定或扩增，复制也会终止[29, 49-50, 52, 58, 87-88]。由于这一细胞周期通路不需要p53/p16，因此即使是对标准诱导细胞凋亡（细胞毒性）化疗和放疗具有耐药性的p53/p16缺失癌症，它也可以促进细胞死亡[29, 47, 49-50, 58]。正常的定向祖细胞，如谱系定

向癌细胞和白血病细胞（包括白血病/癌症"干细胞"），也会发生分化[50, 87, 89]。同样的治疗增加了正常组织干细胞的自我更新，因为这些干细胞表达高水平的主要干细胞转录因子，而不是分化驱动因子[50, 87, 89-96]。简而言之，在癌症的整体遗传和临床背景下，对谱系主要转录因子中心进行共激活因子/共抑制因子交换是合理的。

一、影响共抑制因子 / 共激活因子交换（特定临床适应证）

视黄酸受体（retinoic acid receptor alpha，RARA）与其同源配体视黄酸（all-trans retinoic acid，ATRA）结合后，将共抑制因子交换为共激活因子，从而激活粒细胞终末分化基因。在急性早幼粒细胞白血病（acute promyelocytic leukemia，APL）中，PML基因与RARA融合，

形成融合蛋白PML-RARA：生理浓度的ATRA不能触发PML-RARA的共抑制因子/共激活因子交换，因此粒细胞终末分化基因被抑制而不是激活。然而，使用药物剂量的ATRA治疗APL患者，会迫使共抑制因子/共激活因子交换，并激活粒细胞终末分化。砷通过与PML的相互作用降解PML-RARA，也可以纠正共抑制因子/共激活因子失衡，从而激活粒细胞命运[97]。仅这两种药物的联合治疗可使APL患者的2年生存率达到95%以上，相比之下，常规细胞毒性化疗的2年生存率<30%[98-100]。

抑制磷酸化主要转录因子的激酶是另一种间接激活共抑制因子/共激活因子交换和终末分化的方法[85, 101]。抑制生成抑癌代谢物的突变IDH2也是如此，它抑制了共激活因子TET2、KDM4A和KDM4C[102]。低浓度的核输出抑制剂足以抑制突变型NPM1介导的主要转录因子PU.1的核输出，恢复NPM1突变型AML细胞的终末分化，这一研究结果有望转化为用于治疗化疗耐药疾病的临床疗法[74]。

二、直接抑制共抑制因子（多种临床适应证）

上述实现共抑制因子/共激活因子交换的方法是针对非常特定的致癌背景的。另一种方法是直接抑制共抑制因子，这种方法已经在广泛应用中得到了科学验证（见图11-4）。目前的挑战是开发特异性和有效的小分子抑制剂，这些抑制剂不具有破坏治疗指数的脱靶抗代谢作用。

1. DNA 甲基转移酶 1 （DNA methyltransferases 1，DNMT1）

维持甲基转移酶和共抑制因子的DNMT1在多种癌症类型高表达的主要转录因子中心富集，并已被科学验证是分化恢复治疗的泛癌靶点[29, 49-50, 52-53, 58, 88, 103-129]（见图11-4和图11-5）。临床药物地西他滨可通过控制给药剂量和给药时间在不产生细胞毒性的情况下降低DNMT1[49-50, 58-59, 88]。老年人髓系恶性肿瘤尤其需要非细胞毒性治疗，因为其发病和死亡的原因是血细胞计数低。因此，我们采用地西他滨方案治疗这些患者，结果表明可以在无细胞毒性的情况下降低DNMT1[130, 131]：

0.1～0.2 mg/（kg·d），而FDA批准的方案是20～45 mg/（m²·d）（减少了75%～90%），每周不间断给药1～3天，以增加癌症S期进入细胞的概率，因为地西他滨以S期依赖的形式消耗DNMT1。接受治疗的患者大多为老年人，许多患者初始治疗后复发或患难治性肿瘤。44%的受试者发生符合国际工作组标准的持久应答反应，维持无输血的中位时间为1025天，其中20%的受试者接受了超过3年的治疗，包括几例大于80岁的患者[88]。与DNMT1消耗靶向转化的最终共同通路一致，血液和细胞生成反应发生于不同的疾病基因谱，包括复杂染色体异常和TP53突变的病例[88, 128, 132-133]。通过骨髓γ-H2AX和DNMT1分析证实了无细胞毒性的DNMT1消耗。治疗后，MYC主要致癌蛋白水平显著降低[88]。

这种疗法不能简单地扩展到实体瘤患者，因为地西他滨可被实体组织中高表达的胞苷脱氨酶（cytidine deaminase，CDA）快速脱氨（失活）（这就是为什么地西他滨和其他胞苷类似物口服生物利用度非常有限的原因）[103, 134-135]。此外，CDA在癌细胞内的上调已被充分证明是一种胞苷类似物的耐药机制（见参考文献[136]）。因此，目前有临床试验将地西他滨和CDA抑制剂（四氢尿苷）联合口服，通过非细胞毒性的DNMT1消耗来治疗TP53突变的实体和血液肿瘤，这些试验目前正在进行中（clinical trials.gov NCT02664181；NCT02847000；NCT02846935）[135]。

2. 组蛋白去乙酰化酶（histone deacetylase，HDAC）

HDAC是多种多蛋白共抑制因子复合物的关键成分，也在癌细胞的谱系主要转录因子中心富集[37, 52, 137]，并且已经多次被临床前研究验证为血液和实体肿瘤癌细胞终末分化诱导的分子靶点[138-148]。几种HDAC抑制剂已被FDA批准用于治疗外周T细胞恶性肿瘤。不幸的是，HDAC抑制剂的临床应用受到染色质外HDAC多效性的限制，这使得很难在发挥表观遗传效应的同时避免抗代谢/细胞毒性[149-153]，在体内，这些非期望效应限制了预期的表观遗传效应。由于这些不良反应反映了HDAC在正常生理中的广泛作用，目前尚不清楚新的HDAC抑制剂能否解决这一问题。

3. 赖氨酸特异性脱甲基酶 1 （lysine specific demethylase 1A，LSD1）

LSD1是一种黄素腺嘌呤二核苷酸（flavine adenine dinucleotide，FAD）依赖的单胺氧化酶，是癌细胞中另一种在谱系主要转录因子中心高度富集的共抑制因子。在许多血液和实体癌症模型中，LSD1的基因或药物抑制已被证明可诱导分化终末成熟[154-158]。几种LSD1抑制剂正在进行用于癌症的临床试验（EudraCT 注册号：2013-002447-29;ClinicalTrials.gov 识别码：NCT02177812、NCT02034123、NCT01344707）。试验中至少有两种化合物（ORY-1001，GSK2879552）是围绕反苯环丙胺弹头构建的，反氨环丙胺弹头可抑制代谢儿茶酚胺神经递质的脑单胺氧化酶，这是不良反应的一个潜在来源，可能会限制预期的表观遗传效应。

4. 染色质域解旋酶DNA结合蛋白4（CHD4）和染色质重塑因子SMARCA5

位于基因转录起始位点附近的核小体（组蛋白八聚体）是基因激活的物理障碍。这些障碍的重新定位是由含有HELICc-DExx ATP酶活性区域的SWI/SNF或ISWI家族染色质重塑蛋白执行的[80, 159-160]。在血液和实体肿瘤的主要转录因子的蛋白中心，含有共抑制因子的CHD4和SMARCA5的HELICc-DExx富集[37, 137]，因此筛选并鉴定出一类药物化合物系列，它可以抑制SMARCA5和CHD4的HELICc-DExx结构域，从而激活血液和实体癌细胞的终末分化（数据未发表）。由于核小体定位是阻碍基因激活的关键，抑制这种作用原则上可以提供相应的效力。

总之，已知并经过验证的抑制靶点对应的药物较少，而且均存在局限性（如所预料的一样）。因此，这是一个迫切需要新的非细胞毒性药物的目标领域。

三、耐药

针对恶性自我复制并不被期望能够治愈癌症，因为所有药物都会被代谢。想要达到治愈效果，必须保证药物分布到所有靶细胞，成功结合分子靶点，并产生预期的分子药效学效应，这种严苛的条件为逃逸提供了若干机会。换句话说，我们需要解决耐药问题。以广泛推广的非细胞毒性药物双药联合治疗APL取得的良好效果为例，通过共抑制因子靶向药物的合理组合可以克服耐药性问题。

第八节　结论

共抑制因子/共激活因子失衡一直是恶性肿瘤发展的核心环节，而非正常的自我复制。通过间接或直接诱导共抑制因子/共激活因子交换的治疗策略，在某些适应证中已经证明具有临床疗效。事实上，对广泛播散性恶性肿瘤而言，通过针对APL的非细胞毒性疗法治疗可以获得最佳的总生存率（约95%）[88, 98-100, 128, 132-133]。释放已经高度表达的谱系主要转录因子活性与大多数常规肿瘤治疗的目的不同，后者通常在p53上游诱导其上调来促进细胞凋亡，而当p53缺失/无功能时，这种方法是无效的（见参考文献[47]）。总之，驱动共抑制因子/共激活因子的交换，释放自我复制癌细胞中最丰富的主要转录因子所期望的终末分化命运，正如希波克拉底的格言"我们体内的自然力量，是治疗疾病真正良药。"

（邵　俊译）

参考文献

扫码查看

彩　插

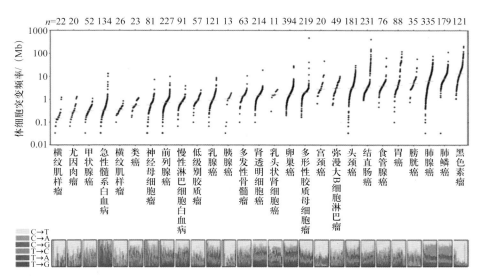

每个点对应一个肿瘤-正常配对。Y轴表示每个样本中的体细胞突变数量，X轴表示肿瘤类型。肿瘤类型根据体细胞突变的中位数量排序。免疫检查点抑制物活跃的肿瘤类型包括黑色素瘤、非小细胞肺癌、膀胱癌、胃食管癌和头颈癌，这些肿瘤往往具有较高数量的体细胞突变。

图 2-1　在 3083 对肿瘤－正常人配对的外显子组中观察到的体细胞突变频率

（转载自Lawrence等[23]）

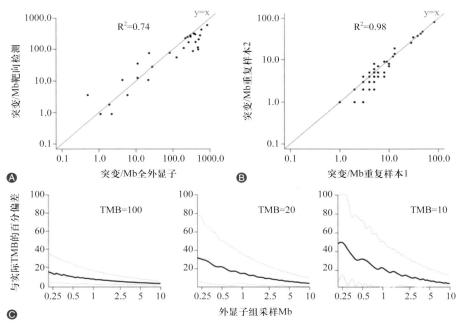

A.通过两种检测方法评估的n=29个样本中，WES与靶向panel测得的TMB比较。直线y=x用红色标出。B.在60对重复样本中通过靶向panel测得的TMB。C.在对不同数量的兆碱基（Mb）进行采样测序时，与实际TMB百分比偏差的模拟结果。观察到的偏差中值以黑色显示。10%和90%的置信区间以灰色显示。左图：TMB等于100突变/Mb的模拟结果；中图：TMB等于20突变/Mb的模拟结果；右图：TMB等于10突变/Mb的模拟结果。

图 2-2　与全外显子组测序相比，靶向 panel 测序在推断肿瘤突变负荷方面的准确性和精确性

（转载自Chalmers等[31]）

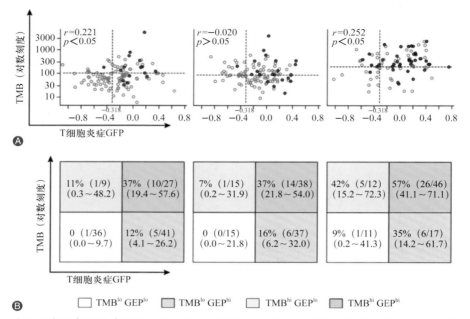

11% (1/9) (0.3~48.2)	37% (10/27) (19.4~57.6)	7% (1/15) (0.2~31.9)	37% (14/38) (21.8~54.0)	42% (5/12) (15.2~72.3)	57% (26/46) (41.1~71.1)
0 (1/36) (0.0~9.7)	12% (5/41) (4.1~26.2)	0 (0/15) (0.0~21.8)	16% (6/37) (6.2~32.0)	9% (1/11) (0.2~41.3)	35% (6/17) (14.2~61.7)

☐ TMB^{lo} GEP^{lo}　■ TMB^{lo} GEP^{hi}　☐ TMB^{hi} GEP^{lo}　■ TMB^{hi} GEP^{hi}

A.TMB和T细胞炎症基因表达谱特征与最佳总反应（BOR）的关系。应答者定义为完全应答（CR）或部分应答（PR）（实心圆），无应答者定义为无CR/PR（空心圆）。水平虚线代表每个队列中TMB的Youden指数相关截止值，该截止值源自受试者操作特征曲线（ROC）分析。垂直虚线代表T细胞炎症基因表达谱的发现截止点。
B.按图A中指定的TMB临界状态和T细胞炎症基因表达谱临界状态计算的CR/PR率。从左至右：KEYNOTE-028和KEYNOTE-012的泛癌队列（n=119）；KEYNOTE-012 B1和KEYNOTE-012 B2的头颈部鳞状细胞癌队列（n=107）；KEYNOTE-001和KEYNOTE-006的黑色素瘤队列（n=89）。

图2-6　多个患者队列中肿瘤突变负荷或T细胞炎症基因表达谱与抗程序性细胞死亡受体1反应的联合关系
（转载自Cristescu等[61]）

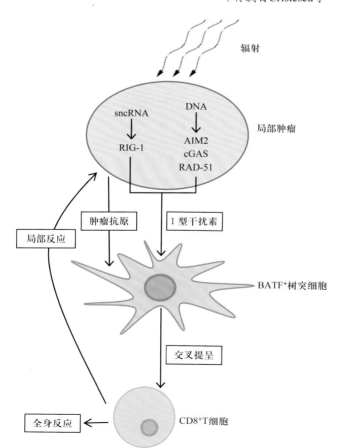

AIM2：黑素瘤缺乏因子2。

图10-1　放疗诱导损伤的先天免疫识别

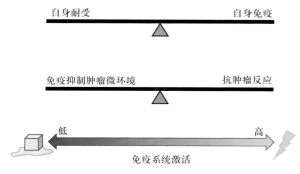

图 10-2　免疫系统激活与自己/非己识别间的关系

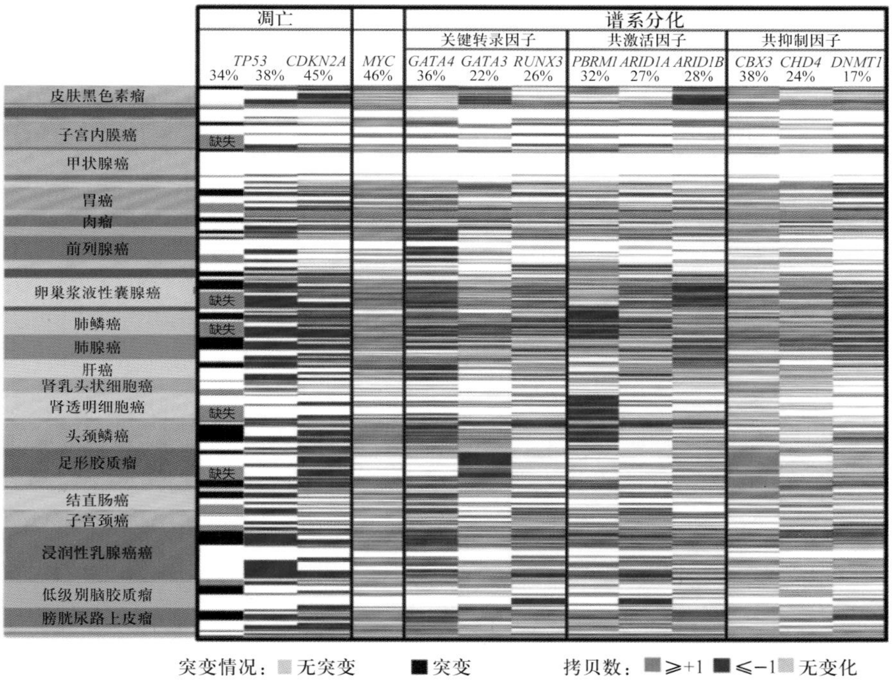

	凋亡				谱系分化							
					关键转录因子			共激活因子			共抑制因子		
	TP53	*CDKN2A*		*MYC*	*GATA4*	*GATA3*	*RUNX3*	*PBRM1*	*ARID1A*	*ARID1B*	*CBX3*	*CHD4*	*DNMT1*
	34%	38%	45%	46%	36%	22%	26%	32%	27%	28%	38%	24%	17%

皮肤黑色素瘤
子宫内膜癌　缺失
甲状腺癌
胃癌
肉瘤
前列腺癌
卵巢浆液性囊腺癌　缺失
肺鳞癌　缺失
肺腺癌
肝癌
肾乳头状细胞癌
肾透明细胞癌　缺失
头颈鳞癌
星形胶质瘤　缺失
结直肠癌
子宫颈癌
浸润性乳腺癌
低级别脑胶质瘤
膀胱尿路上皮癌

突变情况：■无突变　■突变　　拷贝数：■≥+1　■≤-1　■无变化

激活主要细胞程序或关键辅因子的主要转录在癌症中频繁发生改变；激活细胞凋亡的p53（*TP53*）和它的辅因子p16（*CDKN2A*）通常是双等位基因失活的；协调复制的*MYC*常被扩增；具有"先锋"功能的谱系主要转录因子（能够进入封闭的染色质以启动随后激活所需的重塑）或它们用于此目的的关键共激活因子经常因缺失或突变而失活，而它们招募的辅抑制因子经常被扩增。细胞凋亡和细胞增殖是由相同的主要转录因子（分别是p53和*MYC*）激活的，而谱系分化有不同的主要转录因子/首选辅激活因子。百分比是*MYC*和核心代表基因的突变或缺失（拷贝数≤-1）或获得（拷贝数≥+1）的频率（TCGA泛癌*n*=10 845，数据来自Xena browser）。

图 11-4　激活主要细胞程序或关键辅因子的主要转录因子

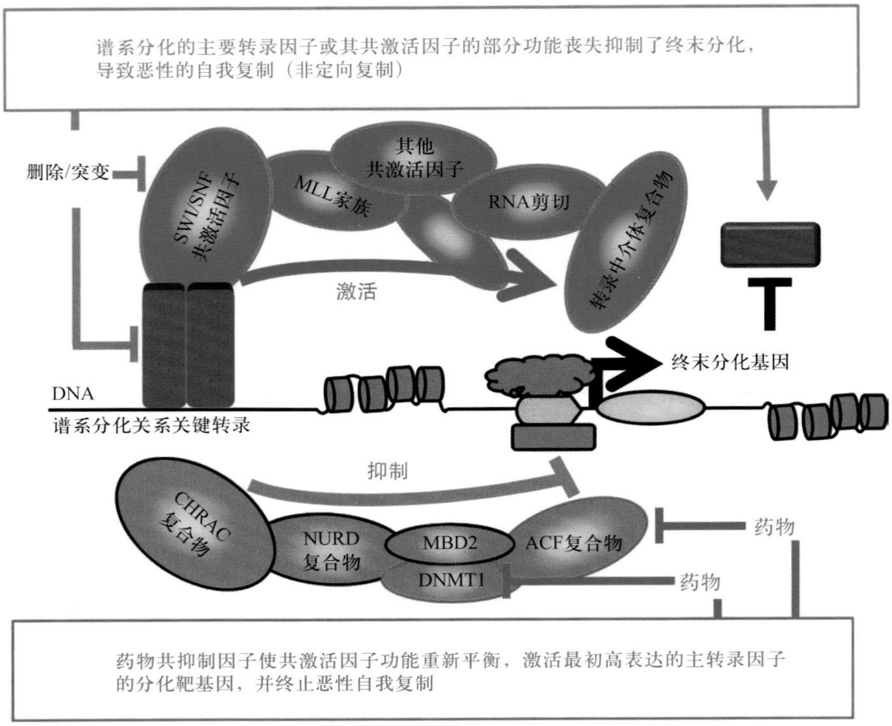

图 11-5 肿瘤遗传诱导的共抑制因子 / 共激活因子失衡

癌症的一个明显特点是谱系主要转录因子的高表达，但令人费解的是，这些转录因子的终末分化目标基因一直被抑制而不是激活。转录因子通过共激活因子和共抑制因子的动态交换来整合信号输入，其中共激活因子产生促进基因激活的染色质修饰，而共抑制子则执行相反的功能。一个常见的致癌最终通路是谱系主要转录因子中心的共激活因子/共抑制因子的化学计量倾向共抑制因子转移而不是共激活因子。致癌基因诱导的共抑制因子/共激活因子失衡可以通过药物来纠正。MLL：混合谱系白血病；SWI/SNF：开关/蔗糖-非发酵；CHRAC：染色质可及性复合物；NURD：核小体重塑与去乙酰化酶；MBD2：甲基-CpG结合域蛋白2；DNMT1：DNA甲基转移酶1；ACF：ATP依赖性染色质组装和重塑因子。